Slowakisch-Deutsch für die Pflege zu Hause

Nina Konopinski-Klein

Slowakisch-Deutsch für die Pflege zu Hause

slovensko-nemecky pre domácu opateru starších

Mit 67 Abbildungen

Unter Mitarbeit von Dagmar Seitz und Joanna Konopinski

Übersetzung ins Slowakische – Veronika Ihradská, Wien

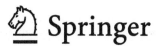 Springer

Nina Konopinski-Klein
Heilsbronn, Deutschland

ISBN 978-3-662-49024-2   ISBN 978-3-662-49025-9 (eBook)
DOI 10.1007/978-3-662-49025-9

Die Deutsche Nationalbibliothek verzeichnet diese Publikation in der Deutschen Nationalbibliografie; detaillierte bibliografische Daten sind im Internet über http://dnb.d-nb.de abrufbar.

Umschlaggestaltung: deblik Berlin
Fotonachweis Umschlag: © Alexander Raths / thinkstock

Gedruckt auf säurefreiem und chlorfrei gebleichtem Papier.

Springer ist Teil von Springer Nature
Die eingetragene Gesellschaft ist Springer-Verlag GmbH Berlin Heidelberg

Vorwort – Predslov

» „Im Dezember 2013 waren in Deutschland 2,63 Millionen Menschen pflegebedürftig im Sinne des Pflegeversicherungsgesetzes (SGB XI).
Mehr als zwei Drittel (71 % oder 1,86 Millionen) aller Pflegebedürftigen wurden zu Hause versorgt. [...]
Von diesen erhielten 1,25 Millionen ▶ Pflegebedürftige ausschließlich Pflegegeld – das bedeutet, dass sie in der Regel allein durch Angehörige gepflegt wurden.
Weitere 616 000 Pflegebedürftige lebten ebenfalls in Privathaushalten, bei ihnen erfolgte die Pflege jedoch zusammen mit oder vollständig durch ambulante Pflegedienste".

Statistisches Bundesamt, Deutschland. Pressemitteilung Nr. 094 vom 12.03.2015.

» V decembri roku 2013 sa v Nemecku nachádzalo 2,63 milióna ľudí, ktorí potrebovali opateru v zmysle zákona o poistení pre prípad bezmocnosti (SGB XI). Viac ako dve tretiny (71 % alebo 1,86 miliónov) všetkých ľudí, ktorí potrebovali opateru, boli opatrovaní v ich domácom prostredí. 1,25 miliónov z nich obdržalo príspevok na opateru - čo nasvečuje tomu, že ich spravidla opatrovali iba ich príbuzní. Ďalších 616 000 ľudí, ktorí potrebovali opateru, žilo taktiež v súkromných domácnostiach, títo boli opatrovaní spolu s alebo výlučne personálom ambulantných opatrovacích služieb.

Štatistický spolkový úrad, Nemecko. Tlačová správa č. 094 z 12.03.2015.

Liebe Leserin, lieber Leser,
Milá čitateľka, milý čitateľ,
wenn Sie dieses Buch in der Hand halten, überlegen Sie oder haben sich bereits entschieden, künftig in Deutschland als Pfleger(in) älterer Menschen zu arbeiten.
Pokým držíte túto knihu v rukách, uvažujete alebo ste sa už rozhodli pracovať v budúcnosti ako opatrovateľ(ka) starších ľudí v Nemecku.

Da ich selbst vor 30 Jahren mit Sprachkenntnissen nahezu an der Nullgrenze nach Deutschland kam, kann ich sehr leicht nachvollziehen, wo die größten sprachlichen Hürden liegen. Ich möchte Sie dabei unterstützen, die Verständigung zu erleichtern und sich dadurch besser in Deutschland einzuleben.
Keďže som osobne pred 30 rokmi prišla do Nemecka s nemeckými jazykovými znalosťami na bode nula, veľmi dobre chápem, kde sa skrývajú tie najväčšie ťažkosti v dorozumievaní. Chcem Vám pomôcť uľahčiť Vaše dorozumievanie a tým taktiež zjednodušiť Vašu integráciu v Nemecku.

❯ Dieses Buch wird Ihnen helfen, sich in Alltags- und Pflegesituationen zurechtzufinden.
Táto kniha Vám pomôže orientovať sa v každodenných opatrovateľských situáciách.

Die Ausschreibungen diverser Firmen bei der Suche nach geeignetem Personal zur Pflege deutscher Patienten setzen Kenntnisse der deutschen Sprache voraus. Ich gehe davon aus, dass Sie bereits einen Kurs absolviert haben oder gerade dabei sind, sich auf irgendeine Weise mit Deutsch auseinanderzusetzen. Trotzdem fange ich in diesem Buch mit Basisinformationen an – mit der Aussprache, Begrüßungssätzen und leichten Gesprächen. Über die Tiefe der Unterhaltung können Sie jedoch selbst entscheiden, ich habe auch anspruchsvollere Vokabeln eingebaut.

V ponukách firiem pri hľadaní vhodného opatrovateľského personálu sa vyžadujú znalosti nemeckého jazyka. Vychádzam z toho, že ste už absolvovali kurz nemeckého jazyka a pracujete s týmto cudzím jazykom. Napriek tomu táto kniha začína so základnými informáciami - výslovnosťou, pozdravením a jednoduchými rozhovormi. O hĺbke Vašich rozhovorov môžete rozhodovať sami, v tejto knihe nájdete samozrejme aj náročnejšie slovíčka.

Die Gliederung des Buches ist an Ihr tägliches Leben mit Ihrem Betreuten angepasst. Sie finden Beispiele für die Kommunikation mit Personen in unterschiedlicher Pflegebedürftigkeit. Es kann passieren, dass sich Ihr Betreuer aufgrund seines Zustandes nicht gut mit Ihnen unterhalten kann. Sie werden trotzdem Gelegenheit haben, zu sprechen: mit der Familie der Person, mit gesetzlichen Vertretern oder mit den Nachbarn und dem Arzt. Hierfür sind Sie gut gewappnet. Es kann aber auch sein, dass Ihr Betreuer nur körperlich eingeschränkt, dafür aber immer noch sehr fit im Kopf ist. Mit diesem Buch sind Sie auch für diese Möglichkeit gut ausgerüstet. Auf den folgenden Seiten entdecken Sie mehrere Beispiele, worüber Sie sich unterhalten können und was Sie gemeinsam unternehmen können.

Koncept tejto knihy je prispôsobený Vášmu každodennému životu s opatrovanou osobou. Nájdete tu rôzne príklady komunikácie v závislosti od rôznych stupňov potrieb opatrovanej osoby. Môže sa Vám stať, že sa Vaša opatrovaná osoba na základe jej zdravotného stavu s Vami nebude môcť rozprávať. Napriek tomu budete mať príležitosť hovoriť s jej rodinou, zákonnými zástupcami, susedmi alebo s lekárom. Na také situácie budete dobre pripravená. Môže sa taktiež stať, že Vaša opatrovaná osoba bude síce fyzicky obmedzená, ale naďalej mentálne aktívna. S touto knihou budete pripravená aj na túto situáciu. Na nasledujúcich stranách objavíte viacero príkladov, o čom môžete komunikovať a čo môžete spoločne podniknúť.

> **Das Buch ist so aufgebaut, dass Sie es, falls Sie Ihr Gegenüber nicht richtig verstehen, Ihrem Gesprächspartner vorlegen und ihn bitten können, entsprechende Wünsche und Formulierungen zu zeigen.**
>
> ***Táto kniha je zostavená tak, že v prípade nedorozumenia v konverzácii môžete druhú osobu poprosiť o následné ukázanie konkrétnej kapitoly s príslušnými prianiami a formuláciami z tejto knihy.***

Mit diesem Buch möchte ich nicht nur bewirken, dass Sie in jeder Situation des Pflegealltags schnell nachschlagen können, sondern auch dazu beitragen, dass Sie Ihre bereits vorhandenen Deutschkenntnisse verbessern bzw. perfektionieren. Nutzen Sie die breiten, leeren Seitenränder des Buches für eigene Bemerkungen, Vokabeln oder Notizen und machen Sie es so zu Ihrem ganz persönlichen Sprachbuch!

Ich möchte Sie dazu ermuntern, die deutsche Sprache zu lernen und dank dieser Fertigkeit so viele Kontakte wie möglich zu knüpfen.

Mojím cieľom je nielen Vaše každodenné zvládanie opatrovateľstva s pomocou tejto knihy, ale aj prehlbovanie Vašich znalostí nemeckého jazyka. Využite široké bočné prázdne miesta na poznačenie vlastných komentárov, slovíčok alebo poznámok a vytvorte si tak svoj vlastný cudzojazyčný slovník.

Chcem Vás povzbudiť aby ste sa učili nemecký jazyk a umožnili si tým ľahké nadväzovanie kontaktov.

Sollten Sie Anregungen, Ergänzungen und Ideen zu diesem Buch haben, schreiben Sie mich an. Ich freue mich und werde versuchen, diese in der nächsten Auflage einzuarbeiten.

Ak máte otázky, doplnky alebo iné nápady k tejto knihe, napíšte mi. Budem sa tešiť a pokúsim sa Vaše nápady uskutočniť v nasledovnom vydaní.
info@cct-konopinski.de

Ein deutsches Sprichwort sagt – *Nemecké príslovie hovorí:*
„Das beste Deutsch ist das, das von Herzen kommt!"
„Najlepšia nemčina vychádza priamo zo srdca!"

Ich wünsche Ihnen viel Erfolg und Glück in Deutschland.
Želám Vám veľa úspechov a šťastia v Nemecku.

Nina Konopinski-Klein
Heilsbronn im März 2016

Die Autorinnen – Autorky

- **Nina Konopinski-Klein**

Geboren in Oberschlesien/Polen. Lebt seit 1981 in Deutschland. Studierte in Deutschland Betriebswirtschaft und Informatik (VWA). Hat in einem forschenden Pharmaunternehmen über 20 Jahre in den Bereichen wissenschaftlicher Informationsdienst, Marktforschung und zuletzt als leitende Angestellte im Marketing gearbeitet.

Arbeitet seit 2012 als selbstständige Beraterin und Trainerin im Gesundheitsbereich (Ärzte, Apotheker, Praxispersonal und Pharmafirmen) und studiert Psychologie.

Narodená v Poľsku. Od roku 1981 žije v Nemecku. V nemecku študovala ekonomiku a informatiku (VWA). Vyše 20 rokov pracovala pre jednu výskumnú farmaceutickú spoločnosť v oblastiach vedeckej informačnej služby, výskumu trhu a naposledy ako vedúca marketingového oddelenia.

Od roku 2012 pracuje ako samostatná poradkyňa a trénerka v oblasti zdravotníctva (lekári, lekárnici, ambulantný personál a farmaceutické spoločnosti) a študuje psychológiu.

Dieses Buch entstand mit der tatkräftigen Unterstützung von:
Veľmi prispela k vzniku tejto knihy:

- **Dagmar Seitz**

Geboren in Deutschland. Studierte Germanistik und Anglistik. Selbstständig als Redakteurin, Texterin und Lektorin.

Narodená v Nemecku. Študovala germanistiku a anglistiku. Je samostatnou textárkou a lektorkou.

- **Joanna Konopinski**

Geboren in Oberschlesien/Polen. Lebt seit 1998 in Deutschland. Unternehmerin im Einzelhandel in Polen. Erfolgreiche Naturkosmetik-Beraterin in Deutschland.

Narodená v Hornom Sliezsku / v Poľsku. Od roku 1998 žije v Nemecku. Maloobchodná podnikateľka v Poľsku. Úspešná poradkyňa v oblasti prírodnej kozmetiky v Nemecku.

Ich bedanke mich herzlich. Es hat mir viel Spaß gemacht, mit Euch zu arbeiten.
Srdečne Vám ďakujem. Bolo mi radosťou spolupracovať s Vami.

Inhaltsverzeichnis – Obsah

1 **Hinweise – Pokyny** 1

2 **Vorstellung – Predstavenie sa** 9
2.1 Begrüßung und Abschied – Privítanie a rozlúčka 10
2.2 Person – Osoba 10
2.3 Familie – Rodina 11
2.4 Wohnort – Bydlisko 13
2.5 Beruf und Ausbildung – Povolanie a vzdelanie 14
2.6 Interessen – Záľuby 15
2.7 Erfahrung – Skúsenosti 17
2.8 Das erste Treffen – Prvé stretnutie 18

3 **Gespräche – Konverzácia** 21
3.1 Allgemeine Fragen – Všeobecné otázky 22
3.2 Wichtige Sätze – Dôležité vety 23
3.3 Befinden – Zdravotný stav 24
3.4 Grüße und Glückwünsche – Pozdravy a priania 24
3.5 Wetter – Počasie 25
3.6 Religion – Viera/Vyznanie 27

4 **Allgemeines – Všeobecné informácie** 29
4.1 Zahlen – Čísla 30
4.2 Maßeinheiten – Jednotky a miery 32
4.3 Temperatur – Teplota 33
4.4 Wochentage und Tageszeiten – Dni v týždni a časti dňa 34
4.5 Monate und Jahreszeiten – Mesiace a ročné obdobia 34
4.6 Feiertage – Sviatky 35
4.7 Uhrzeit – Čas 40
4.8 Farben – Farby 40
4.9 Eigenschaften – Vlastnosti 41
4.10 Positionen – Predložky 52

5 **Der menschliche Körper – Anatómia človeka** 55
5.1 Kopf – Hlava 56
5.2 Gliedmaßen – Končatiny 57
5.3 Körper – Telo 58
5.4 Innere Organe/Organsysteme – Vnútorné orgány 60

6 **Gesundheit und Befinden – Zdravie a pocity** 61
6.1 Befinden allgemein – Všeobecné pocity 62
6.2 Schmerzen – Bolesti 63

6.3   Häufige Erkrankungen – Často sa vyskytujúce ochorenia 66
6.3.1   Erkältungskrankheiten – Prechladnutie 66
6.3.2   Erkrankungen der Atemwege – Choroby dýchacieho ústrojenstva 67
6.3.3   Erkrankungen des Herz-Kreislauf-Systems – Srdcovo-cievne choroby 68
6.3.4   Erkrankungen des Verdauungstraktes – Choroby tráviaceho traktu 70
6.3.5   Erkrankungen der Nieren und der Blase – Ochorenia obličiek a močového mechúra 72
6.3.6   Erkrankungen des Skeletts, der Knochen und des Muskelapparates – Ochorenia
         kostry, kostí a svalového aparátu 73
6.3.7   Neurologische Erkrankungen – Choroby nervového pôvodu 75
6.3.8   Schlafstörungen – Poruchy spánku 76
6.3.9   Hauterkrankungen – Kožné choroby 77
6.4   Medizinische Geräte und Pflegeausstattung – Lekárske prístroje a vybavenie na
       opateru 79
6.5   Medikamente – Lieky 83
6.6   Arztbesuch – Návšteva u lekára 85
6.7   Krankengymnastik – Fyzioterapia 89

7   Wohnung – Byt 91
7.1   Wohnumfeld – Bývanie 92
7.1.1   Treppenhaus – Schodisko 92
7.1.2   Diele – Predsieň 93
7.1.3   Wohnzimmer – Obývacia izba 94
7.1.4   Schlafzimmer – Spálňa 96
7.1.5   Gästezimmer – Hosťovská izba 97
7.1.6   Abstellkammer – Komora 97
7.1.7   Küche – Kuchyňa 98
7.1.8   Badezimmer – Kúpeľňa 100
7.2   Alltagssituationen – Každodenné situácie 102
7.2.1   Lüften – Vetranie 102
7.2.2   Heizen – Vykurovanie 103
7.2.3   Ordnung halten und putzen – Udržiavanie poriadku a upratovanie 104
7.2.4   Wäsche pflegen – Pranie 105
7.3   Haustiere – Domáce zvieratá 106

8   Tagesplan – Plán dňa 109
8.1   Schlafen und Aufstehen – Spánok a vstávanie 110
8.2   Körperpflege – Osobná hygiena 112
8.2.1   Bettlägerige Person – Osoba na lôžku 113
8.2.2   Mobile Person – Mobilná osoba 114
8.2.3   Pflege einzelner Körperteile – Starostlivosť o jednotlivé časti tela 116
8.3   Anziehen – Obliekanie 120
8.3.1   Kleidung und Schmuck – Oblečenie a šperky 121
8.3.2   Reparaturen und Kleidungspflege – Opravy a starostlivosť o oblečenie 123

8.4	**Essen und Lebensmittel – Jedlo a potraviny**	124
8.4.1	Frühstück – Raňajky	126
8.4.2	Mittagessen – Obed	128
8.4.3	Abendessen – Večera	131
8.5	**Einkaufen – Nákupy**	132
8.6	**Spazierengehen – Prechádzky**	141
8.7	**Unterwegs – Cestovanie**	142
8.8	**Fernsehen und Radio hören – Pozeranie televízie a počúvanie rádia**	144
8.9	**Telefonieren – Telefonovanie**	145
8.10	**Sonstige Beschäftigung – Iné aktivity**	146

9	**Notfallsituationen und Tipps – Núdzové situácie a rady**	149
9.1	**Allgemeines – Všeobecné informácie**	150
9.1.1	Beispielsituationen – Príklady	151
9.1.2	Notfallsituationen – Núdzové situácie	153
9.2	**Wichtige Telefonnummern – Dôležité telefónne čísla**	155
9.3	**Zu benachrichtigende Personen – Osoby, ktoré je treba upovedomiť v prípade potreby**	156
9.4	**Tipps für die Pflegerin – Rady pre opatrovateľku**	156

10	**Pflegeberichte – Správy o opatere**	159
10.1	Allgemeine Informationen – Všeobecné informácie	160
10.2	Tagesbericht mit Beispiel – Príklad dennej správy	161

| **11** | **Aussprache – Výslovnosť** | 165 |

| **12** | **Grammatik – Gramatika** | 171 |

	Serviceteil	183
	Stichwortverzeichnis	184
	Register	187

Hinweise – Pokyny

© Springer-Verlag Berlin Heidelberg 2016
N. Konopinski-Klein, *Slowakisch-Deutsch für die Pflege zu Hause*, DOI 10.1007/978-3-662-49025-9_1

Bei der Zusammenstellung der Themen habe ich fast alle Bereiche des täglichen Lebens und vor allem des Lebens bei dem Betreuten eingeschlossen. Anhand der Inhalte können Sie sich auf einen Besuch beim Arzt, auf eine Einkaufssituation oder auf eine Unterhaltung vorbereiten. Alle Gespräche sind in Form von Dialogen dargestellt, die für die jeweilige Situation typisch sind. Blättern Sie im Buch, so werden Sie schnell die Form der Darstellung erkennen.

Pri výbere tém som zapojila všetky oblasti z denného života a predovšetkým Vášho života u opatrovanej osoby. Na základe týchto kapitol sa môžete pripraviť na návštevu u lekára, na nákupy alebo sa pripraviť na konverzáciu. Všetky rozhovory sú uvedené ako dialógy, ktoré sú v daných situáciách typické. Prelistujte si túto knihu a rýchlo uvidíte ako je zostavená.

Beispiel – *Príklad*
Betreuter / deutscher Satz – Betreuter / Übersetzung ins Slowakische (slowakische Übersetzung immer kursiv)
Opatrovaná osoba / nemecká veta – opatrovaná osoba / preklad do slovenčiny (slovenský text je vždy písaný kurzívnym písmom)

Zu jedem Kapitel oder Unterkapitel gehört ein kleines Wörterbuch mit den für diese Situation üblichen Wörtern. An manchen Stellen habe ich auch eine Erklärung der Hintergründe oder einen Tipp für Sie hinzugefügt. Alle diese Informationen und Wörter sind absatzweise angeordnet, immer zuerst auf Deutsch und darunter kursiv auf Slowakisch. Die Übersetzung kann hier und da ein wenig holprig erscheinen, mir war es aber sehr wichtig, nicht literarisch, sondern so genau wie möglich zu übersetzen. Somit können Sie die in der Übersetzung vorhandenen Wörter in dem deutschen Satz erkennen. Hier hat der korrekte deutsche Satzbau die höchste Priorität. Sie wollen schließlich Deutsch lernen, Slowakisch sprechen können Sie schon.

Ku každej kapitole patrí malý slovník so slovíčkami, ktoré sú typické pre danú situáciu / tému. Na niektorých miestach nájdete vysvetlenia alebo iné súvislosti alebo rady pre Vás. Všetky tieto informácie a slová sú písané v odstavcoch, vždy najprv v nemeckom jazyku a následne podtým v slovenskom jazyku. Slovenský preklad Vám môže niekedy pripadať ako doslovný, ale pre mňa bolo veľmi dôležité, nepísať literárne, ale uvádzať preklad presne tak ako sa len dá. Takýmto spôsobom môžete v preloženom texte rozpoznať použité nemecké výrazy. Tu je najvyššou prioritou prísna stavba nemeckej vety. Chcete sa predsa naučiť po nemecky, po slovensky už viete.

Apropos Slowakisch – zur besseren Lesbarkeit, um nicht jedes Wort mit weiblicher und männlicher Endung schreiben zu müssen, habe ich mich im gesamten Buch für folgende Formen entschieden:

- Die pflegende Person ist weiblich und wird durchgehend „Pflegerin" genannt.
- Die gepflegte Person ist männlich (um gerecht zu bleiben) und wird „Betreuter" genannt.
- Die Kontaktpersonen (Familienangehörige des Betreuten, gesetzliche Vertreter, Entscheider usw.) werden alle einheitlich „verantwortliche Person" genannt.

Sollte es bei Ihnen anders sein (männlicher Pfleger, weibliche Betreute), spielt das in der deutschen Sprache keine große Rolle. Es gibt außer dem Artikel kaum einen Unterschied (der Betreute/die Betreute, der Pfleger/die Pflegerin).

Apropo slovenčina -pre lepšiu čitateľnosť som sa vzhľadom na ženské a mužské pohlavie rozhodla používať tieto pohlavia nasledovným spôsobom:

- *Osoba, ktorá opatruje je ženského rodu a stále sa nazýva „opatrovateľka".*
- *Osoba, ktorá sa opatruje je mužského rodu (aby som bola spravodlivá) a nazýva sa „opatrovaná osoba".*
- *Kontaktné osoby (rodina opatrovanej osoby, zákonní zástupcovia, rozhodujúce osoby atď.) všetky jednotne nazývam „zodpovedná osoba".*

Ak je Vaša situácia opačná (mužský opatrovateľ, opatrovaná osoba ženského pohlavia), nehrá to v nemeckom jazyku takú veľkú úlohu. Jediné rozdiely sa nachádzajú v používaní členov (ten opatrovaný, tá opatrovaná, ten opatrovateľ, tá opatrovateľka).

Die Artikel sind wichtig und gleichzeitig die größte Fehlerquelle, wenn man Deutsch als Fremdsprache lernt. Sie unterscheiden sich oft von den slowakischen, z. B. der Stern (männlich) – *tá hviezda* (weiblich). Somit empfiehlt es sich, jedes Substantiv gleich mit dem dazugehörigen Artikel zu lernen.

Členy sú dôležité a zároveň najväčším zdrojom chýb, ak sa učíte nemčinu ako cudzí jazyk. Často sa odlišujú od slovenských členov, ako napr. ten hviezda (mužský rod) – tá hviezda (ženský rod). Preto sa odporúča učiť sa každé podstatné meno zároveň s jeho členom.

Wenn Sie nach bestimmten Formulierungen oder Wörtern suchen, haben Sie folgende Möglichkeiten:

- Entweder im Inhaltsverzeichnis suchen. Hier sind beide Sprachen in Spalten aufgelistet.

1

- Oder im Sachregister. Das ist nur auf Slowakisch. Auch hier können Sie entsprechende Themen schnell finden. Bei jedem Wort steht ein Verweis zu der Seite mit dem gesuchten Thema.
- In ► Kap. 12 habe ich einige Verben im Infinitiv und in den zwei wichtigsten Formen aufgelistet. Dort finden Sie auch eine einfache Erklärung zum Umgang mit den Zeitformen.

Ak hľadáte určité formulácie alebo slová, máte nasledovné možnosti:
- *Hľadanie v obsahu. Tu sú uvedené obidva jazyky v stĺpcoch.*
- *Alebo v slovnom registri. Ten je len po slovensky. Aj tu môžete hľadanú tému nájsť rýchlym spôsobom. Pri každom slove sa nachádza upozornenie na stranu s hľadanou témou.*
- *V ► kapitole 12 som uviedla zopár slovies v neurčitom rode a v dvoch najdôležitejších formách. Tam nájdete aj jednoduché vysvetlenie ako zaobchádzať s časovaním slovies.*

Ich habe versucht, soweit es mir möglich war, alle Bereiche des täglichen Lebens einer Pflegerin vollständig oder zumindest ausreichend abzudecken. Wenn Sie in einer Einrichtung tätig sein sollten, werden Ihnen Themen wie Pflegeberichte oder organisatorische Maßnahmen fehlen. Diese können Sie in entsprechenden Büchern nachschlagen, die auf diesen Bereich spezialisiert sind. Die meisten Pflegeeinrichtungen haben spezifische Standards für ihre Mitarbeiter und sie werden vor Ort diesbezüglich geschult. Auch wenn Sie den einen oder anderen Themenbereich dieses Buches in Ihrer aktuellen Situation vielleicht nicht brauchen, scheuen Sie sich trotzdem nicht, hin und wieder in einer freien Minute darin zu blättern, um neue Wörter und Sätze zu entdecken.

Pokým to bolo možné snažila som sa úplne alebo aspoň dostatočne pokryť oblasti každodenného života opatrovateľky. Ak pracujete v zdravotníckom zariadení, budú Vám chýbať témy ako záznamy o opatere alebo organizačné opatrenia. Tieto si však môžete naštudovať v odbornej literatúre, ktorá je špecializovaná na tieto témy. Väčšina opatrovacích zariadení má vlastné špecifické štandardy pre ich zamestnancov a taktiež samostatne zabezpečujú ich zaškolenie priamo na mieste. Aj keď možno nebudete potrebovať jednu alebo druhú kapitolu z tejto knihy, neváhajte si vo voľnom čase občas v nej zalistovať. Možno objavíte slová alebo vety, ktoré ste doteraz nepoznali.

- **Allgemeines zum Umgang mit der Sprache – Všeobecné rady na zaobchádzanie s jazykom**

Die Kenntnis einer Sprache ist sehr relativ. Jeder von uns hat schon mal eine fremde Sprache gelernt und sich insgeheim gefragt, welcher Kenntnis- und Verständigungsstand als genügend oder ausreichend zu sehen ist. Da wir alle drei, die sich mit diesem Buch befasst haben, viel Erfahrung mit dem Erlernen von Fremdsprachen haben, bieten wir Ihnen noch ein paar Tipps:

Znalosť cudzej reči je relatívna. Každý z nás sa už raz učil cudzí jazyk a pýtal sa sám seba, ktorý stupeň vedomostí a porozumenia je dostačujúci. Vďaka našim skúsenostiam s učením cudzích jazykov Vám my tri, ktoré sme sa zaoberali so zostavením tejto knihy podávame naše ďalšie rady:

- Versuchen Sie, sich jeden Tag mindestens eine Viertelstunde lang mit Deutsch zu befassen.
Pokúste sa každý deň aspoň štvrť hodinu zaoberať s nemeckým jazykom.
- Nehmen Sie jede Gelegenheit wahr, mit deutschsprachigen Personen in Kontakt zu treten und sich zu unterhalten.
Využite každú príležitosť dostať sa do kontaktu s nemecky hovoriacimi osobami a rozprávajte sa s nimi.
- Versuchen Sie, so oft wie möglich deutsches Radio zu hören und deutsche Fernsehprogramme zu schauen. Auch wenn Sie nicht alles verstehen, mit der Zeit wird es besser und Sie werden überrascht sein, welche Fortschritte Sie machen. Der häufigste Fehler von im Ausland lebenden Personen ist das Zögern, von sich aus den gewohnten Kreis zu verlassen. Es werden meist nur gleichsprachige Freundschaften geschlossen, schnellstmöglich wird ein Satellitenfernseher mit Programmen in der Muttersprache eingerichtet, es wird in Geschäften mit Produkten aus der Heimat eingekauft usw. Das ist verständlich, denn dadurch fühlt man sich sicherer und wohler, aber bezüglich der Integration und des Erlernens der deutschen Sprache ist es kontraproduktiv.
Pokúste sa tak často ako sa k tomu dostanete počúvať nemecké rádio a pozerať nemeckú televíziu. Aj keď všetkému neporozumiete, časom sa to zlepší a budete prekvapená, aké pokroky budete časom robiť. Najčastejšou chybou osôb žijúcich v zahraničí je váhanie samostatne opustiť svoj obvyklý okruh osôb. Väčšinou sa stretávajú s osobami, ktoré hovoria ich rodným jazykom, tak rýchlo ako sa to dá si zriadia televíziu s programami v rodnom jazyku a nakupujú taktiež v obchodoch s produktami z rodnej krajiny. Je to pochopiteľné, nakoľko to človeku v cudzine dáva pocit istoty a pohody. Takýto spôsob integrácie a spoznávania nemeckého jazyka je ale skôr kontraproduktívny.
- Kaufen Sie am Anfang entweder leichte Zeitschriften oder Groschenromane in deutscher Sprache. Groschenromane sind dünne Hefte, die eine einfache Geschichte beinhalten

1

und leicht geschrieben sind. Es gibt sie in verschiedenen Themenbereichen: Liebe, Abenteuer, Western, Krimi oder auch als Arztroman. Während Sie lesen, schauen Sie nicht bei jedem Wort im Wörterbuch nach, sondern versuchen Sie, dessen Bedeutung aus dem Kontext zu erschließen. Mit der Zeit verstehen Sie mehr und mehr und können den Schwierigkeitsgrad je nach Anspruch steigern.

Na začiatku si kúpte tenké časopisy alebo romány za pár centov v nemeckom jazyku. Romány za „babku" sú tenké knižky, ktoré obsahujú jednoduché príbehy a dajú sa ľahko čítať. Tieto knižky majú rôzne témy: sú o láske, dobrodružné, westernovky, krimi alebo romány o lekároch. Pokiaľ ich budete čítať, neprekladajte každé neznáme slovíčko so slovníkom v ruke, ale snažte sa porozumieť významu textu z jeho kontextu. Časom budete rozumieť viac a viac a postupne budete zvyšovať Vašu náročnosť.

— Schimpfen Sie nicht. Schimpfwörter in einer fremden Sprache werden meist falsch eingesetzt oder der Schweregrad des Wortes wird nicht erkannt, so dass man dabei entweder vulgär oder lächerlich wirkt.

Nenadávajte. Nadávky sa v cudzom jazyku na začiatku väčšinou používajú nesprávne alebo nebudete schopná rozpoznať váhu tohto slova, čo môže viesť k tomu, že buď budete pôsobiť vulgárne alebo sa zosmiešnite.

■ **Tipps zum Umgang mit dem Buch – Rady k používaniu tejto knihy**

Wie Sie bei der Benutzung dieses Buches am besten vorgehen? Die Möglichkeiten ergeben sich aus der Ihnen zur Verfügung stehenden Zeit. Sie können: –

Ako najlepšie využívať túto knihu? Vaše možnosti závisia od času, ktorý máte k dispozícii. Môžete:

a. dieses Buch vom Anfang bis zum Ende lesen und Ihre Kenntnisse mit den Inhalten abgleichen. Beginnen Sie mit dem Inhaltsverzeichnis. –

túto knižku prečítať od začiatku do konca a potom porovnať Vaše vedomosti s jednotlivými obsahmi. Začnite s registrom.

b. in Alltagssituationen das Gewünschte nachschlagen und Formulierungen oder Wörter aussuchen. –

želané témy hľadať v daných denných situáciách a vyberať si konkrétne výrazy a slovíčka.

c. wenn Sie Ihren Gesprächspartner nicht richtig verstehen, ihm das Buch vorlegen und ihn darum bitten, entsprechende Sätze zu zeigen. –

Ak nerozumiete, čo Vám kto hovorí, túto knihu otvorte na správnom mieste a poproste osobu, ktorá sa v tom vyzná, nech Vám ukáže to dané miesto v tejto knihe.

d. in Ihrer Freizeit bestimmte Kapitel auswählen und die Formulierungen laut lesen. Sollten Sie Ihrem Betreuten etwas vorlesen wollen, kann auch hier das Buch sehr nützlich sein. –
si vo voľnom čase vybrať určité kapitoly a nahlas si z nich čítať. Ak budete chcieť niečo predčítavať Vašej opatrovanej osobe, môže Vám práve táto knižka byť na to veľmi užitočná.

e. das Buch als täglichen Begleiter nutzen, die Tagesberichte herauskopieren und zeitnah ausfüllen, leere Seiten bzw. die Seitenränder für eigene Notizen verwenden. –
túto knižku používať ako denného sprievodcu, kopírovať si z nej denné správy a aktuálne ich vypĺňať, využívať prázdne strany príp. voľné miesta na strane na značenie vlastných poznámok.

Vorstellung – Predstavenie sa

2.1   Begrüßung und Abschied – Privítanie a rozlúčka – 10

2.2   Person – Osoba – 10

2.3   Familie – Rodina – 11

2.4   Wohnort – Bydlisko – 13

2.5   Beruf und Ausbildung – Povolanie a vzdelanie – 14

2.6   Interessen – Záľuby – 15

2.7   Erfahrung – Skúsenosti – 17

2.8   Das erste Treffen – Prvé stretnutie – 18

© Springer-Verlag Berlin Heidelberg 2016
N. Konopinski-Klein, *Slowakisch-Deutsch für die Pflege zu Hause*, DOI 10.1007/978-3-662-49025-9_2

Privítanie a rozlúčka

2.1   Begrüßung und Abschied – Privítanie a rozlúčka

Guten Morgen	*Dobré ráno*
Guten Tag	*Dobrý deň*
Guten Abend	*Dobrý večer*
Herzlich willkommen	*Srdečne (Vás) vítam!*
Hallo	*Ahoj*
Mahlzeit	*Dobrú chuť*
Auf Wiedersehen	*Dovidenia*
Tschüss	*Čau / Ahoj (na rozlúčku)*
Gute Nacht	*Dobrú noc*
Schlafen Sie gut	*Dobre sa vyspite*
Bis morgen	*do zajtra*
… übermorgen	*… pozajtra*
… nächste Woche	*… budúci týždeň*
… bald	*… čoskoro*
… zum nächsten Mal	*… do skorého videnia*

■■   **Dialog**

▬ Ich möchte mich verabschieden. –
Chcem sa rozlúčiť.

━ Ich danke Ihnen für Ihren Besuch. –
Ďakujem Vám za návštevu.

▬ Es war sehr nett mit Ihnen. –
Bolo mi s Vami príjemne.

━ Kommen Sie bald wieder. –
Príďte znovu (na návštevu).

━ Kommen Sie gut nach Hause. –
Šťastnú cestu domov.

Osoba

2.2   Person – Osoba

■■   **Dialog**

▬ Wie heißen Sie? –
Ako sa voláte?

━ Mein Name/Vorname ist / ich heiße … –
Moje meno je/volám sa …

- Ich habe Ihren Namen nicht verstanden, können Sie ihn bitte wiederholen? –
  Nerozumela som Vaše meno (priezvisko), môžete ho prosím zopakovať?
- Wie ist Ihr Vorname/Nachname? –
  Aké je Vaše meno/priezvisko?
- Bitte schreiben Sie mir Ihren Namen auf. –
  Prosím napíšte mi Vaše meno.
    - Warten Sie, ich schreibe Ihnen meinen Namen auf. –
      Počkajte, napíšem Vám moje meno.
- Wie alt sind Sie? –
  Koľko máte rokov?
    - Ich bin … Jahre alt. –
      Ja mám … rokov.

- **Personalangaben** – *Osobné údaje*

der Name	*priezvisko*
der Vorname	*meno*
das Geburtsdatum	*dátum narodenia*
der Geburtsort	*miesto narodenia*
das Alter	*vek*
das Geschlecht	*pohlavie*
die Religion	*viera*
der Familienstand	*rodinný stav*
die Staatsangehörigkeit	*občianstvo*
der Wohnort	*bydlisko*
die Adresse	*adresa*

2.3   Familie – Rodina

Rodina

■■   Dialog
- Sind Sie verheiratet? –
  Ste vydatá/ženatý?
    - Nein. Ich bin Single. –
      Nie. Som slobodná/slobodný.
    - Nein, aber ich habe einen Freund / ich bin verlobt. –
      Nie, ale mám priateľa / som zasnúbená.
- Wann wollen Sie heiraten? –
  Kedy sa chcete vydávať/ženiť?

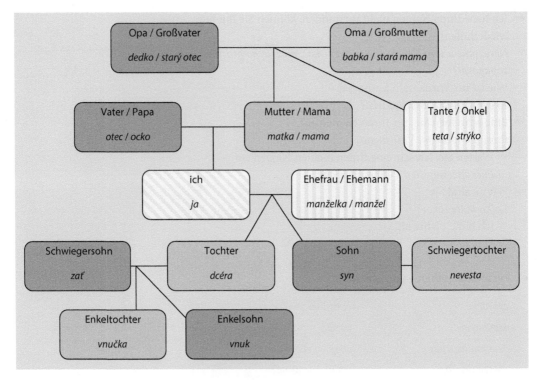

❒ **Abb. 2.1** Organigramm Familienmitglieder – *Členovia rodiny*

— Noch nicht. – *Ešte nie.*
— Bald. – *Čoskoro.*
— Dieses Jahr. – *Tohto roku.*
— Nächstes Jahr. – *Budúci rok.*
— Ich bin geschieden. – *Som rozvedená.*
— Ich bin verwitwet. – *Som vdova.*
— Haben Sie Kinder? – *Máte deti?*
— Nein, ich habe keine Kinder. –
Nie, nemám deti.
— Ja, ich habe eine Tochter / ich habe einen Sohn. –
Áno, mám jednu dcéru / jedného syna.
— Ich habe …2, 3, 5 Töchter / ich habe … Söhne. –
Mám …2,3 dcéry, 5… dcér / mám … synov.
— Wie alt sind Ihre Kinder? –
Koľko rokov majú Vaše deti?
— Ich bin schon Oma und habe zwei Enkelkinder. –
Už som stará mama a mám dve vnúčatá. (❒ Abb. 2.1)

■ **Familienmitglieder – *Členovia rodiny***

Opa/Großvater	*starký/starý otec*
Oma/Großmutter	*starká/stará mama*
Vater/Papa	*otec/ocino*
Mutter/Mama	*matka/mama*
Tante/Onkel	*teta/strýko*
Bruder/Schwester	*brat/sestra*
Ehemann/Ehefrau	*muž/žena*
Sohn/Tochter	*syn/dcéra*
Schwiegersohn/Schwiegertochter	*zať/nevesta*
Enkelsohn/Enkeltochter	*vnuk/vnučka*

2.4 Wohnort – Bydlisko

Bydlisko

■ ■ **Dialog**

━ Wo wohnen Sie? – *Kde bývate?*
  ━ Ich wohne in … – *Bývam v …*
━ Ist das eine Stadt? – *Je to mesto?*
  ━ Ja, es ist eine große/kleine Stadt. –
    Áno, je to veľké/malé mesto.
  ━ Nein, es ist ein Dorf. – *Nie, to je dedina.*
━ Wo liegt das Dorf? – *Kde leží tá dedina?*
  ━ Die nächste große Stadt ist … –
    Najbližšie veľké mesto je …
━ Wohnen Sie in einer Wohnung oder in einem Haus? –
  Bývate v byte alebo v dome?
  ━ Ich wohne in einer Wohnung mit … Zimmern, die
    Wohnung ist … –
    Bývam v … izbovom byte, byt je …
  ━ im Erdgeschoss –*na prízemí*
  ━ in der … Etage – *na … poschodí*
  ━ im Dachgeschoss – *v podkroví*
  ━ Ich wohne in einem kleinen/großen Haus … –
    Bývam v malom/veľkom dome …
  ━ … mit/ohne Garten/Balkon/Terrasse –
    … s balkónom / bez balkóna / s terasou / bez terasy
━ Leben Sie alleine? – *Bývate sama?*
  ━ Nein, ich wohne zusammen mit … (▶ Organigramm
    Familie, ◨ Abb. 2.1) –
    Nie bývam s … (▶ členovia rodiny)

2

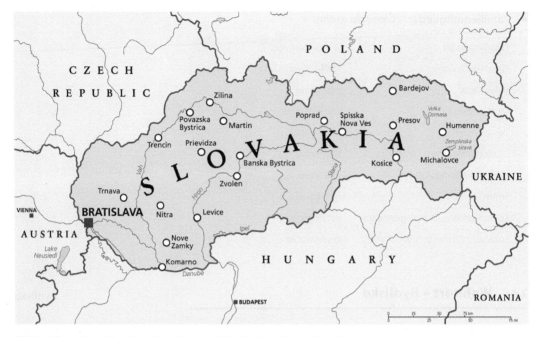

■ **Abb. 2.2** Landkarte Slowakei – *Mapa Slovenska* (© fotolia, Peter Hermes Furian)

━ Wie oft fahren Sie nach Hause? –
Ako často chodíte domov?
  ▬ Jede Woche. – *Každý týždeň.*
  ▬ Alle zwei Wochen. – *Každé dva týždne.*
  ▬ Einmal im Monat. – *Raz do mesiaca.*
━ Wie reisen Sie? – *Ako cestujete?*
  ▬ Mit dem Bus/Zug/Auto/Flugzeug. –
  Cestujem autobusom/vlakom/autom/letím lietadlom.
  (■ Abb. 2.2)

Povolanie a vzdelanie

2.5   Beruf und Ausbildung – Povolanie a vzdelanie

■■   **Dialog**
━ Welchen Schulabschluss haben Sie? –
Akú máte školu?
  ▬ Ich habe 8 Klassen Grundschule besucht. –
  Chodila som na základnú školu (8 tried).
  ▬ Ich habe eine Berufsschule besucht. –
  Chodila som na učňovku.
  ▬ Ich habe eine technische Schule mit Abschluss Abitur
  besucht. –
  Mám ukončenú technickú školu s maturitou.

‒ Ich habe Abitur. – *Mám maturitu.*

‒ Ich habe … studiert. – *Študovala som …*

▬ Welchen Beruf haben Sie gelernt? –
Aké je vaše povolanie?

  ‒ Mein gelernter Beruf ist … –
  Môj vyučený odbor je …

  ‒ Ich bin von Beruf … – *Povolaním som …*

  ‒ Ich bin arbeitslos gewesen. – *Bola som nezamestnaná.*

  ‒ Ich war Hausfrau. – *Bola som domáca pani.*

  ‒ Ich bin Rentnerin. – *Som dôchodkyňa.*

  ‒ Ich bin pensioniert. – *Som na dôchodku.*

■ **Einige Berufe – *niektoré povolania***

die Krankenschwester	*zdravotná sestra*
die Verkäuferin	*predavačka*
die Lehrerin	*učiteľka*
die Köchin	*kuchárka*
die Hausfrau	*domáca pani*
die Büroangestellte	*zamestnankyňa v kancelárii*
die Schneiderin	*krajčírka*

2.6 Interessen – Záľuby

Záľuby

■■ **Dialog**

▬ Haben Sie einen Führerschein? –
Máte vodičský preukaz?

  ‒ Ja, ich habe einen Führerschein und bin schon viel gefahren. –
  Áno, mám vodičský preukaz a veľa som šoférovala.

  ‒ Ich habe einen, aber ich bin bisher nicht viel Auto gefahren. –
  Mám vodičský preukaz, ale nešoférovala som veľa.

  ‒ Ich habe einen, aber ich habe noch nicht viel Erfahrung. –
  Mám vodičský preukaz, ale nemám veľa skúseností.

  ‒ Ich habe keinen Führerschein. –
  Nemám vodičský preukaz.

  ‒ Ich bin gerade dabei, den Führerschein zu machen. –
  Práve si robím vodičský preukaz.

▬ Haben Sie Hobbys? –
Máte nejaké záľuby?

2

■ **Handarbeit –** *Ručné práce*

Basteln	*majstrovanie*
Häkeln	*háčkovanie*
Nähen	*šitie*
Stricken	*štrikovanie*

▬ Was machen Sie gerne? – *Čo rada robíte?*
  ▬ Ich kann sehr gut kochen/backen. –
    Viem veľmi dobre variť/piecť.
  ▬ Ich kann schön stricken/häkeln/sticken/nähen. –
    Viem pekne štrikovať/háčkovať/vyšívať/šiť.
  ▬ Womit beschäftigen Sie sich gerne? – *Čo rada robíte?*

■ **Vergnügen –** *Potešenie/Zábava*

Essen gehen / Kochen	*chodenie do reštaurácií / varenie*
Freunde treffen	*stretávanie s priateľmi*
Musizieren	*hudba*
Reisen	*cestovanie*
Spielen/Kartenspielen	*spoločenské hry/kartové hry*
Tanzen/Ausgehen	*tanec/chodenie von*

▬ Können Sie …? – *Viete …?*
  ▬ Interessieren Sie sich für …? – *Zaujímate sa o …?*
  ▬ Ich gehe gerne ins Kino. – *Chodím rada do kina.*
  ▬ Ich sehe gerne fern. – *Rada pozerám televíziu.*
  ▬ Ich wandere gerne. – *Chodím rada na túry.*
  ▬ Ich gehe gerne spazieren. – *Chodím rada na prechádzky.*
  ▬ Ich reise gerne. – *Rada cestujem.*
  ▬ Ich lese gerne Bücher/Zeitschriften/Zeitungen. –
    Rada čítam knihy/časopisy/dennú tlač.

■ **Sportarten aktiv und passiv –** *športové disciplíny aktívne a pasívne*

Autorennen	*pretekanie v aute*
Boxen	*boxovanie*
Fußball	*futbal*
Golf	*golf*
Laufen/Joggen	*behanie*
Olympiade	*olympiáda*

Radfahren	jazda na bicykli
Skifahren	lyžovanie
Tennis	tenis
Wandern	turistika
Yoga	joga

■ Kultur – *Kultúra*

Fernsehen	televízia
Geschichte	dejiny
Kino	kino
Konzerte	koncerty
Kreuzworträtsel	krížovky
Kunst	umenie
Lesen	čítanie
Literatur	literatúra
Musik	hudba
Museum	múzeá
Nachrichten	spravodajstvo
Oper	opera
Politik	politika
Sudoku	sudoku
Theater	divadlo
Zeitung	noviny

2.7 Erfahrung – Skúsenosti

Skúsenosti

■ ■ Dialog
━ Waren Sie schon mal in Deutschland? –
Boli ste už niekedy v Nemecku?
  ━ Nein, noch nicht, aber ich war schon in … –
  Nie, ešte nie, ale bola som už v …
  ━ Nein, ich bin zum ersten Mal in Deutschland. –
  Nie, som prvýkrát v Nemecku.
  ━ Ja, ich war schon … mal in Deutschland. –
  Áno, už som bola … krát v Nemecku.

2

- Wo in Deutschland waren Sie schon? –
  Kde ste už boli v Nemecku?
- Welche Städte kennen Sie? – *Aké mestá poznáte?*
- Ich war in … – *Bola som v …*
- Haben Sie schon in Deutschland gearbeitet? –
  Pracovali ste už v Nemecku?
    - Ja, ich habe schon in Deutschland gearbeitet. –
      Áno, už som pracovala v Nemecku.
    - Nein, ich habe noch nicht in Deutschland, aber in England
      gearbeitet. –
      Nie, ešte som nepracovala v Nemecku, ale v Anglicku.
    - Nein, ich habe bisher nur in der Slowakei gearbeitet. –
      Nie, doteraz som pracovala len na Slovensku.
- Haben Sie Erfahrung in der Seniorenbetreuung? –
  Máte skúsenosti s opatrovaním starších ľudí?
    - Ich habe meine Oma /meinen Opa /meine Nachbarin
      betreut. –
      Opatrovala som moju starkú / môjho starkého / moju susedku.
    - Ich habe schon Erfahrung. – *Mám skúsenosti.*
    - Nein, ich habe noch keine Erfahrung. –
      Nie, nemám žiadne skúsenosti.

Prvé stretnutie

2.8   Das erste Treffen – Prvé stretnutie

Das erste Treffen ist sehr wichtig für die künftige Zusammenarbeit.
Seien Sie offen und interessiert. Sie können sich bereits im Vor-
feld Ihre Fragen überlegen und aufschreiben. Je mehr Sie gleich
zu Anfang klären, desto reibungsloser wird der Alltag verlaufen.
Versuchen Sie, alle Ihnen gestellten Fragen zu beantworten. Sollten
Sie etwas für sich behalten wollen (wenn die Frage zu persönlich
oder für Sie zu schmerzhaft ist), sagen Sie ruhig und freundlich:
- Ich bitte um Ihr Verständnis, aber ich kann heute nicht darü-
  ber reden. Danke.

Um sicher zu sein, dass das Wichtigste besprochen wurde, fragen
Sie nach:
- Haben Sie noch Fragen an mich / wichtige Informationen für
  mich?

*Prvé stretnutie má veľký vplyv na ďalšiu spoluprácu. Buďte otvorená
a zaujímajte sa. Už vopred si môžete rozmyslieť a napísať otázky,
ktoré Vás zaujímajú. Čím viac sa toho na začiatku objasní, tým
lepšie sa bude každodenne spolupracovať. Pokúste sa odpovedať na*

všetky otázky. Ak chcete zachovať Vaše súkromie (ak je otázka príliš súkromná alebo pre Vás bolestivá), pokojne odpovedzte nasledovne:
- *Prosím Vás o porozumenie, ale dnes sa o tom nemôžem rozprávať. Ďakujem.*

Pre istotu sa ešte raz opýtajte, či boli prebrané tie najdôležitejšie otázky:
- *Máte na mňa ďalšie otázky alebo iné dôležité informácie?*

In Deutschland/Österreich sprechen viele Menschen Dialekte, die sich in der Aussprache vom dem aus Fernsehen und Radio gewohnten Hochdeutsch unterscheiden. Es kann Ihnen passieren, dass Sie Ihre Auftraggeber am Anfang gar nicht verstehen, auch wenn Sie ein wenig Deutsch können. Erschwerend kommt hinzu, dass ältere Personen oftmals leise oder unverständlich sprechen. Scheuen Sie sich nicht, zu sagen:
- Entschuldigung, aber ich habe Sie nicht verstanden.
- Können Sie das bitte wiederholen?
- Bitte wiederholen Sie den letzten Satz.
- Können Sie bitte langsamer/lauter/deutlicher sprechen?

V Nemecku/Rakúsku sa často hovorí v dialektoch, ktoré sa odlišujú od spisovnej nemčiny, ktorú môžete počuť v rádiu alebo televízii. Môže sa Vám stať, že na začiatku neporozumiete Vášmu zákazníkovi napriek Vašim znalostiam nemeckého jazyka. Priťažujúcou okolnosťou zvykne byť, že opatrovaná osoba horoví potichu alebo nezrozumiteľne:
- *Prepáčte, ale ja som Vám nerozumela.*
- *Môžete to prosím zopakovať?*
- *Prosím Vás zopakujte mi poslednú vetu.*
- *Môžete prosím rozprávať pomalšie/hlasnejšie/zrozumitelnejšie?*

▪▪ Dialog
- Bitte treten Sie ein. – *Prosím vstúpte.*
  - Danke. Guten Tag. Ich bin ... –
    Ďakujem. Dobrý deň. Ja som ...
- Wie war Ihre Reise? – *Aká bola cesta?*
  - Danke, gut. – *Ďakujem, dobrá.*
  - Leider etwas anstrengend. –
    Žiaľ trochu náročná.
- Sind Sie müde? Möchten Sie sich ausruhen? –
  Ste unavená? Chcete si odpočinúť?
  - Ich bin müde, kann mich aber später ausruhen. –
    Som unavená, ale môžem si odpočinúť aj neskôr.

— Ich würde mich gerne frisch
machen/umziehen/waschen. –
Rada by som sa trochu osviežila/prezliekla/umyla.

— Nein, ich bin nicht müde. –
Nie, nie som unavená.

— Nehmen Sie bitte Platz. Setzen Sie sich. –
Prosím, sadnite si.

— Möchten Sie etwas trinken? –
Dali by ste si niečo na pitie?

— Danke. Ein Glas Wasser / einen Kaffee. –
Ďakujem. Pohár vody/ šálku kávy.

— Wo kann ich mein Gepäck abstellen? –
Kde si môžem odložiť moju batožinu?

— Geben Sie mir Ihren Koffer. Ich helfe Ihnen. –
Dajte mi Váš kufor. Pomôžem Vám.

— Ich zeige Ihnen Ihr Zimmer. – *Ukážem Vám Vašu izbu.*

— Hier ist das Bad / die Toilette. –
Tu je kúpeľňa / toaleta.

— Herzlich willkommen. Schön, dass Sie da sind. –
Srdečne Vás vítam. Dobre, že ste tu.

— Ich freue mich, hier zu sein. –
Teším sa, že tu môžem byť.

— Ich hoffe, wir werden gut zusammenarbeiten. –
Dúfam, že budeme dobre spolupracovať.

Gespräche – Konverzácia

3.1   Allgemeine Fragen – Všeobecné otázky – 22

3.2   Wichtige Sätze – Dôležité vety – 23

3.3   Befinden – Zdravotný stav – 24

3.4   Grüße und Glückwünsche – Pozdravy a priania – 24

3.5   Wetter – Počasie – 25

3.6   Religion – Viera/Vyznanie – 27

© Springer-Verlag Berlin Heidelberg 2016
N. Konopinski-Klein, *Slowakisch-Deutsch für die Pflege zu Hause*, DOI 10.1007/978-3-662-49025-9_3

3

3.1   Allgemeine Fragen – Všeobecné otázky

■■ **Dialog**

▬ Wer ist das? – *Kto je to?*
 ▬ Das ist … (Name Person) – *To je … (osoba)*
▬ Was ist das? – *Čo je to?*
 ▬ Das ist … (Name Sache) – *To je … (pomenovanie veci)*
▬ Wo ist das? – *Kde to je?*
 ▬ Das ist hier / nicht da /in … / auf … / (Ort) –
 Je to tu / nie tu / v … / na … / (mieste)
▬ Wem soll ich das geben? – *Komu to mám dať?*
▬ Wen soll ich fragen? – *Koho sa mám opýtať?*
▬ Was bedeutet das? – *Čo to znamená?*
▬ Wie heißt das? – *Ako sa to nazýva?*
▬ Was soll ich machen? – *Čo mám robiť?*

■ **Fragewörter – *Pýtania***

wann?	*kedy?*
seit wann?	*odkedy?*
warum/wieso?	*prečo?*
was?	*čo?*
welcher/welche/welches?	*ktorý/ktorá/ktoré?*
wem?	*komu?*
mit wem?	*s kým?*
wen?	*koho?*
wie lange?	*ako dlho?*
wer?	*kto?*
wo?	*kde?*
wofür?	*na čo?*
woher?	*odkiaľ?*
wohin?	*kam?*
wozu?	*k čomu?*

3.2 Wichtige Sätze – Dôležité vety

- **Bestätigung/Zustimmung – *Potvrdenie/Súhlas***

Da stimme ich Ihnen zu.	*V tomto s Vami súhlasím.*
Wahrscheinlich ja.	*Pravdepodobne áno.*
Natürlich.	*Prirodzene.*

- **Zweifel/Unsicherheit – *Pochybnosti/Neistota***

Da bin ich nicht sicher.	*Nie som si istá/ý.*
Ich weiß es nicht.	*Neviem.*
Da muss ich nachfragen	*Musím sa opýtať.*
Ist das wirklich so?	*Je to naozaj tak?*
Ich kann das nicht sagen.	*Neviem odpovedať.*

- **Verneinung/Absage – *Poprenie/Odmietnutie***

Leider nicht.	*Žiaľ nie.*
Nicht mehr.	*Už nie.*
Noch nicht.	*Ešte nie.*
So ist es nicht.	*Nie je to tak.*
Sicher nicht.	*Určite nie.*
Es ist anders.	*Je to inak.*
Das stimmt nicht.	*To nie je pravda.*
Es tut mir leid, aber …	*Je mi ľúto, ale …*
Seien Sie mir nicht böse, aber …	*Prosím Vás nehnevajte sa, ale …*

- **Danken – *Poďakovanie***

Vielen Dank.	*Mnohokrát ďakujem.*
Danke sehr.	*Ďakujem veľmi pekne.*
Herzlichen Dank. (Alle Formen gleichwertig)	*Srdečná vďaka. (Všetky formy rovnocenne)*
Das ist sehr schön, danke.	*To je veľmi pekné, ďakujem.*
Ich bin sehr dankbar.	*Som Vám veľmi vďačná.*
Ich bin sehr zufrieden.	*Som veľmi spokojná.*

■ **Bedauern/Entschuldigung – *Oľutovanie/Ospravedlnenie***

Es tut mir leid.	*Je mi ľúto.*
Das ist mir peinlich.	*Je mi to trápne.*
Bitte verzeihen Sie mir.	*Prosím odpustite mi.*
Das wollte ich nicht.	*To som nechcela.*
Ich bitte um Entschuldigung.	*Prosím o prepáčenie.*
Das war nicht meine Schuld.	*To nebola moja vina.*
Es ist schrecklich.	*To je strašné.*
Ich bin sehr traurig.	*Som veľmi smutná.*
Ich bin sehr unzufrieden.	*Som veľmi nespokojná.*

Zdravotný stav

3.3   Befinden – Zdravotný stav

■■   **Dialog**

▬ Wie geht es Ihnen? – *Ako sa máte?*
  ▬ Gut. – *Dobre.*
▬ Das freut mich. – *To ma teší.*
  ▬ Nicht so gut. – *Nie tak dobre.*
▬ Oh, warum denn? – *Oh a prečo?*
  ▬ Schlecht. – *Zle.*
▬ Das tut mir aber leid. Was fehlt Ihnen? (w.o.) –
  To mi je ľúto. Čo Vám chýba?
▬ Wie kann ich Ihnen helfen? – *Ako Vám môžem pomôcť?*

Das Thema Befinden wird ausführlich in ▶ Kap. 6 behandelt.
Viac informácii k tejto téme nájdete v ▶ kapitole 6.

Pozdravy a priania

3.4   Grüße und Glückwünsche – Pozdravy a priania

Alles Gute zum ...	*Všetko najlepšie k ...*
Viel Glück und Gesundheit!	*Veľa šťastia a zdravia!*
Bleiben Sie gesund!	*Buďte zdravý!*
Gute Besserung!	*Želám Vám skoré uzdravenie!*
Danke. Ebenfalls!	*Ďakujem. Podobne!*
Viele Grüße an ... / von ...	*Srdečne pozdravujem (koho) ... / od ...*

3.5 Wetter – Počasie

■■ **Dialog**

― Wie ist das Wetter heute? –
Aké je dnes počasie?

― Wie soll das Wetter morgen / die nächsten Tage werden? –
Aké má byť zajtra počasie / v najbližších dňoch?

― Schönes Wetter heute. – *Dnes je pekné počasie.*

  ― Ja, die Sonne scheint und es ist (sehr) warm. –
  Áno, dnes svieti slnko a je (veľmi) teplo.

  ― Schauen Sie sich die schönen Wolken an! –
  Pozrite sa na tie pekné oblaky!

  ― Es ist ein schöner Sonnenaufgang/Sonnenuntergang. –
  Je pekný východ slnka/západ slnka.

  ― Es geht ein angenehmer, leichter Wind. –
  Fúka príjemný, ľahký vánok.

  ― Die Luft ist klar und frisch. – *Vzduch je čistý a svieži.*

― Was für ein schlechtes Wetter heute. –
Aké máme dnes zlé počasie.

  ― Ja, es regnet dauernd / immer wieder. –
  Veru, celý čas prší/ sú prehánky.

  ― Das Wetter ist so trüb. – *Je hmlisté počasie.*

  ― Es ist kalt und windig. – *Je zima a fúka vietor.*

  ― Der ganze Himmel ist wolkenbedeckt. –
  Celé nebo je zamračené. Celá obloha je zamračená.

  ― Hier und da kommt aber der Sonnenschein durch. –
  Sem tam sa ale objaví slnko.

  ― Es soll aber schöner werden. –
  Má sa polepšiť. Malo by však byť pekne.

  ― Es ist glatt. Seien Sie vorsichtig, man kann ausrutschen. –
  Šmýka sa. Buďte opatrný, aby ste sa nepošmykli.

― Es ist viel zu heiß. – *Je príliš horúco.*

― Es schneit. – *Padá sneh. Sneží.*

  ― Schauen Sie die wunderschönen Schneeflocken an! –
  Pozrite sa na tie nádherné snehové vločky!

  ― Ist das ein schöner Winter. Da freuen sich die Kinder. –
  Aká pekná zima. Deti majú radosť.

  ― Es ist alles verschneit. – *Všetko je zasnežené.*

  ― Man muss Schnee räumen. – *Treba odpratávať sneh.*

  (◨ Abb. 3.1)

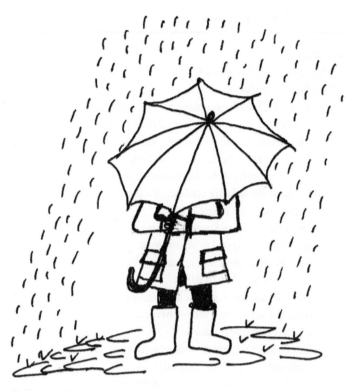

◻ **Abb. 3.1** Wetter – *Počasie*

■ **Wetterphänomene – *Počasie***

das Eis	*ľad*
das Glatteis	*poľadovica*
der Hagel	*krúpy*
der Nebel	*hmla*
der Nieselregen	*mrholenie*
der Regen	*dážď*
der Regenbogen	*dúha*
der Schatten	*tieň*
der Schnee	*sneh*
der Sonnenschein	*slnečný svit*
die Wolke(n)	*oblak (y)*

3.6 Religion – Viera/Vyznanie

■ ■ **Dialog**

━ Gehen Sie in die Kirche? – *Chodíte do kostola?*

   ━ Ja, ich möchte jeden Sonntag in die Kirche gehen. – *Áno, každú nedeľu chcem chodiť do kostola.*

   ━ Wo ist hier die Kirche? – *Kde je tu kostol?*

   ━ Sind Sie damit einverstanden, dass ich jeden Sonntag in die Kirche gehe? – *Súhlasíte, ak budem každú nedeľu chodiť do kostola?*

   ━ Wollen wir zusammen in die Kirche gehen? – *Pôjdeme spolu do kostola?*

━ Sind Sie katholisch/evangelisch? – *Ste katolík/evanjelik?*

   ━ Ich bin katholisch/evangelisch. – *Ja som katolíčka/ evanjelička.*

   ━ Nein, ich gehe nicht mehr in die Kirche. – *Nie, už nechodím do kostola.*

━ Ich möchte zum Friedhof gehen. – *Chcem ísť na cintorín.*

   ━ Ja, gerne. Wie kommen wir dahin? – *Rada. Ako sa dostaneme na cintorín?*

   ━ Was wollen wir mitnehmen? Blumen, Kerzen? – *Čo zoberieme so sebou? Kvety, sviečky?*

   ━ Darf ich fragen, wer da liegt? – *Môžem sa opýtať, kto je tam pochovaný?*

   ━ Wollen/müssen wir das Grab pflegen? – *Chceme/musíme sa starať o hrob?*

■ **Die Religion – *Vyznanie/Viera***

das Christentum	*Kresťanstvo*
der Christ/christlich	*kresťan/ kresťanské*
katholisch/evangelisch	*katolícky/evanjelický*
der Islam	*Islam*
der Moslem/muslimisch	*moslim/moslimský*
das Judentum	*Židovstvo*
der Jude/jüdisch	*žid/židovský*
der Buddhismus	*Budhizmus*
der Hinduismus	*Hinduizmus*
ohne Religion	*ateista*
der Atheismus	*Ateizmus*

Allgemeines – Všeobecné informácie

4.1   Zahlen – Čísla – 30

4.2   Maßeinheiten – Jednotky a miery – 32

4.3   Temperatur – Teplota – 33

4.4   Wochentage und Tageszeiten – Dni v týždni a časti dňa – 34

4.5   Monate und Jahreszeiten – Mesiace a ročné obdobia – 34

4.6   Feiertage – Sviatky – 35

4.7   Uhrzeit – Čas – 40

4.8   Farben – Farby – 40

4.9   Eigenschaften – Vlastnosti – 41

4.10   Positionen – Predložky – 52

© Springer-Verlag Berlin Heidelberg 2016

N. Konopinski-Klein, *Slowakisch-Deutsch für die Pflege zu Hause*, DOI 10.1007/978-3-662-49025-9_4

Čísla

4.1   Zahlen – Čísla

- **Grundzahlen – Základné čísla**

❯ **Bezüglich der Zahlen weist die deutsche Sprache eine einzigartige Besonderheit auf. –**
   Nemecký jazyk obnáša jedinečnú osobitosť, ak ide o čísla.

Die zweistelligen Zahlen ab 13 werden in umgekehrter Reihenfolge gesprochen, von hinten nach vorne. Beispiel: 21 spricht man ein- (1) -und-zwanzig (20). Es betrifft immer die letzten zwei Ziffern. Beispiel: 4321 spricht man viertausend- (4000) -dreihundert- (300) -ein- (1) -und-zwanzig (20).

Dvojmiestne čísla od 13 sa vyslovujú v opačnom poradí a to odzadu dopredu. Napríklad: 21 sa vyslovuje nasledovne: jeden a dvadsať. Vždy ide o posledné dve čísla. Napríklad 4321 sa vyslovuje nasledovne: štyritisíctristojeden a dvadsať.

Bei Jahreszahlen im Datum bis 1999 gruppiert man die ersten zwei Ziffern als „-hundert". Beispiel: 1968 spricht man neunzehn- hundert- (19-hundert) -achtundsechzig (68). Ab dem Jahr 2000 sagt man „zweitausend-" (2000) und die Jahreszahl.

Pri číslach rokov v dátume do 1999 sa prvé dve cifry zoskupujú do „-sto". Napríklad rok 1968 sa vyslovuje nasledovne: devätnásťsto- osem a šesťdesiat.

0	null								
	nula								
1	eins	10	zehn	11	elf	100	einhundert	1000	(ein)tausend
	jeden		*desať*		*jedenásť*		*sto*		*tisíc*
2	zwei	20	zwanzig	22	zweiundzwanzig	200	zweihundert	2000	zweitausend
	dva		*dvadsať*		*dvadsaťdva*		*dvesto*		*dvetisíc*
3	drei	30	dreißig	33	dreiunddreißig	300	dreihundert	3000	dreitausend
	tri		*tridsať*		*tridsaťtri*		*tristo*		*tritisíc*
4	vier	40	vierzig	44	vierundvierzig	400	vierhundert	4000	viertausend
	štyri		*štyridsať*		*štyridsaťštyri*		*štyristo*		*štyritisíc*
5	fünf	50	fünfzig	55	fünfundfünfzig	500	fünfhundert	5000	fünftausend
	päť		*päťdesiat*		*päťdesiatpäť*		*päťsto*		*päťtisíc*
6	sechs	60	sechzig	66	sechsundsechzig	600	sechshundert	6000	sechstausend
	šesť		*šesťdesiat*		*šesťdesiatšesť*		*šesťsto*		*šesťtisíc*

7	sieben	70	siebzig	77	siebenundsieb-zig	700	siebenhun-dert	7000	siebentau-send
	sedem		*sedemdesiat*		*sedemdesiatse-dem*		*sedemsto*		*sedemtisíc*
8	acht	80	achtzig	88	achtundachtzig	800	achthundert	8000	achttausend
	osem		*osemdesiat*		*osemdesiatosem*		*osemsto*		*osemtisíc*
9	neun	90	neunzig	99	neunundneun-zig	900	neunhundert	9000	neuntausend
	deväť		*deväťdesiat*		*deväťdesiatdeväť*		*deväťsto*		*deväťtisíc*

10	zehn	*desať*
11	elf	*jedenásť*
12	zwölf	*dvanásť*
13	dreizehn	*trinásť*
14	vierzehn	*štrnásť*
15	fünfzehn	*pätnásť*
16	sechzehn	*šestnásť*
17	siebzehn	*sedemnásť*
18	achtzehn	*osemnásť*
19	neunzehn	*deväťnásť*

- **Grundrechenzeichen – *základné aritmetické / matematické znamienka***

+	plus/addieren/zusammenzählen	*plus/sčítavanie*
–	minus/subtrahieren/abziehen	*mínus/odpočítavanie*
×	mal/multiplizieren/malnehmen	*krát/násobenie*
÷	geteilt durch/dividieren/teilen	*deliť/delenie*
=	ist gleich/die Summe/Ergebnis	*rovná sa/suma/výsledok*

- **Ordnungszahlen – *poradové čísla***

Die Endung ist abhängig vom Geschlecht des Namens wie im Beispiel „erste". Nachfolgend wird zur Erleichterung die weibliche Form benutzt.

Koncovka vždy závisí od ženského, mužského alebo stredného rodu nasledovného mena. Nasledovne bude na uľahčenie použitý ženský rod.

4

erste/-r/-s	*prvá/-ý-é*
zweite	*druhá/-ý-é*
dritte	*tretia/-í-ie*
vierte	*štvrtá/-ý/-é*
fünfte	*piata/-y/-e*
sechste	*šiesta/-y/-e*
siebte	*siedma/-y/-e*
achte	*ôsma/-y/-e*
neunte	*deviata/-ty/-te*
zehnte	*desiata/-y/-e*
usw.	*atď.*

- **Beispiele** – *Príklady*

erster/zweiter Mann	*prvý/druhý manžel/muž*
erste/zweite Frau	*prvá/druhá manželka/žena*
erstes/zweites Kind	*prvé/druhé dieťa*

einfach	*jednoducho*
zweifach/doppelt	*dvojnásobne/-krát*
dreifach	*trojnásobne*
vierfach	*štvornásobne*
fünffach	*päťnásobne*

Jednotky a miery

4.2   Maßeinheiten – Jednotky a miery

der Millimeter	*milimeter*
der Zentimeter	*centimeter*
der Meter	*meter*
der Kilometer	*kilometer*
das Gramm	*gram*
das Pfund	*funt*
das Kilogramm	*kilogram*
die Tonne	*tona*
der Tropfen	*kvapka*
der Liter	*liter*

In Deutschland kauft man nicht, wie in der Slowakei, in Dekagramm, sondern z. B. Käse und Wurst in Gramm: „Ich möchte bitte 100 Gramm gekochten Schinken." Manche verwenden auch die Einheit Pfund (500 g): „Ich nehme 1 Pfund (500 g) Rindfleisch und ein halbes Pfund Schweinefleisch (250 g)."

V Nemecku sa nenakupuje v dekagramoch, tak ako to je zvykom na Slovensku, ale v gramoch : napríklad syr a saláma v gramoch – „Prosím si 100 gramov dusenej šunky". Niektorí používajú aj jednotky funty – napr. „Vezmem si 1 funt (500 g) hovädziny a pol funta bravčového mäsa (250 g)."

4.3   Temperatur – Teplota

Teplota

- **Wetter –** *Počasie* (◘ Abb. 4.1)

kalt	*zima*
kühl	*chladno*
frisch	*sviežo*
sommerlich	*letne*
warm	*teplo*
heiß	*horúco*

- **Körpertemperatur –** *Telesná teplota*
- ■ **Dialog**

— Sie sind so warm, ich glaube, Sie haben erhöhte Temperatur. –
Ste taký teplý, myslím, že máte zvýšenú teplotu.

   — Ja, ich fühle mich nicht so gut. –
   Áno, necítim sa až tak dobre.

— Hier ist das Thermometer. Bitte klemmen Sie es unter Ihre Achselhöhle und halten Sie still. –
Tu je teplomer. Prosím Vás dajte si ho pod pazuchu a držte ho v pokoji.

— So, jetzt sind 5 Minuten vergangen. Mal sehen, welche Temperatur Sie haben. –
Tak, 5 minút už prešlo. Uvidíme, aká vysoká je Vaša teplota.

— 36,8 Grad: Das ist normal. Da bin ich beruhigt. –
36,8 stupňov: To je normálne. To som sa upokojila.

— 37,2 Grad: Die Temperatur ist leicht erhöht. Messen wir in 3 Stunden nochmal und entscheiden dann, wie wir weiter vorgehen. –

— *37,2 stupňov: Máte mierne zvýšenú teplotu. Zmeriame ju o 3 hodiny opäť a potom sa rozhodneme, ako ďalej postupovať.*

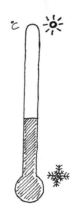

◘ **Abb. 4.1** Thermometer – *teplomer*

▬ 39 Grad: Sie haben erhöhte Temperatur. Ich werde den Arzt verständigen. –

▬ *39 stupňov: Máte zvýšenú telesnú teplotu. Zavolám lekára.*

Dni v týždni a časti dňa

4.4   Wochentage und Tageszeiten – Dni v týždni a časti dňa

Wochentage und Tageszeiten sind in ◘ Abb. 4.2 aufgeführt.
Dni v týždni a časti dňa ◘ obrázok 4.2.

		Morgen	Vormittag	Mittag	Nachmittag	Abend	Nacht	Mitternacht
		ráno	predpoludnie	obed / poludnie	popoludnie	seara	večer	noc
Montag	pondelok							
Dienstag	utorok							
Mittwoch	streda							
Donnerstag	štvrtok							
Freitag	piatok							
Samstag	sobota							
Sonntag	nedeľa							

◘ **Abb. 4.2** Wochentage und Tageszeiten – *Dni v týždni a časti dňa*

Mesiace a ročné obdobia

4.5   Monate und Jahreszeiten – Mesiace a ročné obdobia

der Winter	Dezember	Januar	Februar
zima	*december*	*január*	*február*
der Frühling	März	April	Mai
jar	*marec*	*apríl*	*máj*
der Sommer	Juni	Juli	August
leto	*jún*	*júl*	*august*
der Herbst	September	Oktober	November
jeseň	*september*	*október*	*november*

Den Jahresverlauf zeigt ◘ Abb. 4.3.
Priebeh roku vám ukáže ◘ obrázok 4.3.

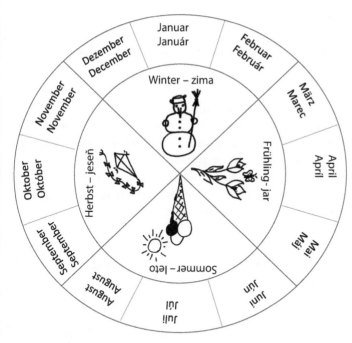

Abb. 4.3 Monate – *mesiace*

4.6 Feiertage – Sviatky

Sviatky

Geburtstag	*narodeniny*
Namenstag	*meniny*
Hochzeitstag	*svadobné výročie*
Silvester	*Silvester*
Neujahr	*Nový rok*
Heilige Drei Könige	*Traja králi*
Fasching/Karneval	*fašiangy/karneval*
Valentinstag	*deň sv. Valentína*
Karfreitag	*Veľký Piatok*
Ostern	*Veľká noc*
Christi Himmelfahrt	*Božie nanebovstúpenie*
Pfingsten	*svätodušné sviatky/Turíce*
Pfingstmontag	*Svätodušný pondelok*
Fronleichnam	*Božie telo*
Nikolaus	*Mikuláš*
Heiligabend	*Štedrý deň*

4

Weihnachten	*Vianoce*
Erster und zweiter Weihnachts-feiertag	*Prvý a druhý sviatok vianočný*

- **Geburtstag – *Narodeniny***

Der Geburtstag ist sehr wichtig und wird oft im Kreise der Familie gefeiert. Vor allem sind, genauso wie in der Slowakei, die runden Geburtstage ein Anlass für größere Feiern.

Narodeniny sú dôležitým sviatkom a oslavujú sa v kruhu rodiny. Predovšetkým na okrúhle narodeniny, tak ako aj na Slovensku, sa zvyknú pripravovať veľké oslavy.

- ■ ■ **Dialog**

▬ Ich wünsche Ihnen alles Gute zum Geburtstag. Viel Gesundheit und Glück. –

Prajem Vám všetko najlepšie k narodeninám. Veľa zdravia a šťastia.

▬ Ich habe Ihnen einen Blumenstrauß mitgebracht. Hoffentlich mögen Sie Schnittblumen. –

Priniesla som Vám kyticu kvetov. Dúfam, že máte radi čerstvé kvety.

▬ Danke für Ihre Geburtstagswünsche. Es freut mich, dass Sie daran gedacht haben. –

Ďakujem za narodeninové priania. Teším sa, že ste si na mňa spomenuli.

- **Namenstag – *meniny***

Der Namenstag wird, wenn überhaupt, nur in Gegenden mit überwiegend katholischer Bevölkerung gefeiert. Ansonsten wird er meist nicht beachtet. Die meisten Leute wissen nicht mal, welcher Tag des Jahres es ist.

V Nemecku sa meniny, ak vôbec, oslavujú len v oblastiach s katolíckym vierovyznaním. Inak sa tomuto sviatku nevenuje pozornosť. Väčšina ľudí ani nevie, v ktorý deň majú meniny.

- **Hochzeitstag – *Výročie svadby***

Auch wenn Ihr Betreuter bereits verwitwet ist, ist der Hochzeitstag eine schöne Gelegenheit, um gemeinsam alte Fotos anzuschauen.

Ak je Vaša opatrovaná osoba vdova, je výročie svadby peknou príležitosťou na spoločné prezeranie si starých fotografií.

■ **Abb. 4.4** Silvester – *Silvester*

- **Silvester – *Silvester***

Silvester und Neujahr werden genauso wie in der Slowakei gefeiert.

Silvester aj Nový rok sa oslavujú tak isto ako na Slovensku. (**○** Abb. 4.4)

- **Neujahr – *Nový rok***

In den meisten Bundesländern starten die Weihnachtsferien am Tag vor Heiligabend und enden am Feiertag der Heiligen Drei Könige. Während dieser Zeit haben die meisten Leute frei und sind schwer erreichbar. Dies betrifft auch Ämter und Arztpraxen. Bitte erkundigen Sie sich rechtzeitig, wann der Hausarzt die Praxis schließt und wer seine Vertretung übernimmt.

○ Abb. 4.5 Dreikönigstag – *Traja Králi*

Vo väčšine spolkových krajín Nemecka začínajú vianočné prázdniny deň pred Štedrým dňom a končia sa na sviatky Troch kráľov. Počas týchto dní väčšina ľudí nepracuje a sú nezastihnuteľní. Ide aj o lekárske ambulancie a úrady. Zistite si vopred, kedy Váš všeobecný lekár ordinuje a či má počas tohto obdobia zastupujúceho lekára. (**○** Abb. 4.5)

- **Dialog**

— Ich wünsche Ihnen einen guten Rutsch ins neue Jahr. –
Typické novoročné prianie, ktoré nemá porovnateľné vyjadrenie v slovenskom jazyku. Znamená to: „Želám Vám všetko dobré do Nového roka".
— Alles Gute im neuen Jahr. – *Všetko dobré do Nového roka.*
— Ein glückliches und gesundes neues Jahr. –
Veľa šťastia a zdravia do Nového roka.
— Beim Anstoßen mit einem Gläschen Sekt (und nicht nur beim Sekt): –
Pri pripíjaní si pohárikom sektu/šumivého vína (nielen pri týchto nápojoch):
— Zum Wohl. Prost. – *Na zdravie.*
— Auf Ihre Gesundheit. – *Na Vaše zdravie.*

- **Fasching/Karneval – *Fašiangy/Karneval***

In manchen Gegenden Deutschlands wird Karneval gefeiert (z. B. in Köln, Mainz und Düsseldorf finden viele große Veranstaltungen und Straßenumzüge statt). Am Rosenmontag und Faschingsdienstag sind dort die meisten Geschäfte und Arztpraxen nachmittags geschlossen.

4

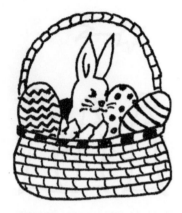

◘ **Abb. 4.6** Ostern – *Veľká noc*

V niektorých častiach Nemecka sa oslavuje Fašiang (napr. v Kolíne, v Mainzi a v Düsseldorfe sa koná veľa zábavných pouličných podujatí a karnevalové pochody). Na Ružový pondelok a fašiangový utorok je poobede väčšina obchodov a lekárskych ambulancií zatvorená.

■ **Ostern – *Veľkonočné sviatky***

Ostern und Pfingsten sind christliche Feiertage und werden je nach Grad der Religiosität gefeiert oder als zusätzliche arbeitsfreie Tage begrüßt. Vor allem Kinder und Lehrer freuen sich auf die Ferien. Üblicherweise trifft man sich an den Oster- und Pfingsttagen mit Familienangehörigen. Grundsätzlich werden die christlichen Feiertage jedoch nicht so feierlich und traditionell wie in der Slowakei gefeiert. (◘ Abb. 4.6)

Veľká noc a Turíce patria ku kresťanským sviatkom a podľa stupňa nábožnosti sa oslavujú, alebo sú dodatočnými dňami pracovného voľna. Predovšetkým učitelia a deti sa tešia z týchto prázdnin. Väčšinou sa počas veľkonočných sviatkov a na Turíce stretávajú rodiny. Tieto sviatky sa neoslavujú tak slávnostne a tradične ako na Slovensku.

■ **Erster Mai / Tag der Arbeit – *Prvý Máj / Sviatok práce***

Der Erste Mai ist ein arbeitsfreier Tag. In Großstädten finden Mai-Kundgebungen/Ansprachen statt.

Prvý Máj je deň pracovného pokoja. Vo veľkých mestách sa konajú prvomájové pochody.

■ **Muttertag / Vatertag – *Deň matiek / Deň otcov***

Sollten Sie die Kinder und Enkelkinder Ihres Betreuten noch nicht kennengelernt haben, wird das spätestens am Muttertag / Vatertag stattfinden.

Ak ste doteraz nespoznali deti a vnúčatá Vašej opatrovanej osoby, tak ich spoznáte najneskôr na deň matiek / deň otcov.

■ **Mariä Himmelfahrt – *Nanebovstúpenie pána*.**

Mariä Himmelfahrt ist nur in Teilen von Deutschland mit überwiegend katholischer Bevölkerung und in ganz Österreich ein Feiertag.

Nanebovstúpenie pána je sviatkom len v častiach Nemecka s považšine katolíckym vierovyznaním obyvateľstva a v celom Rakúsku.

■ **Tag der Deutschen Einheit 3. Oktober – *Deň nemeckej jednoty***

Der Tag der Deutschen Einheit ist der deutsche Nationalfeiertag. Es wird der Wiedervereinigung von Ost- und Westdeutschland gedacht. Meist ist das gesamte Fernsehprogramm auf die Geschichte Deutschlands ausgerichtet. Eine gute Gelegenheit, sich mit diesem Thema zu befassen.

Deň nemeckej jednoty je nemecký štátny sviatok. Oslavuje sa zjednotenie východného a západného Nemecka. Televízny program v tento deň väčšinou vysiela programy s témou dejiny Nemecka. Je to pre Vás dobrá príležitosť sa zoznámiť s touto tematikou.

- **Allerheiligen – *Deň všetkých svätých***

Allerheiligen ist ein stiller Feiertag, der den Verstorbenen gewidmet ist. Es finden keine Tanzveranstaltungen statt und es ist verboten, laut zu musizieren. Für Ihren Betreuten ist es vielleicht der wichtigste Tag des Jahres. Die meisten älteren Menschen haben bereits einige Familienangehörige, die sie betrauern. Bitte zeigen Sie Verständnis dafür und nehmen Sie Rücksicht auf den eventuellen Wunsch, sich zurückzuziehen, den Friedhof zu besuchen oder über die Verstorbenen zu sprechen.

Deň všetkých svätých je tichý sviatok, na ktorý si pripomíname pamiatku zosnulých. Nekonajú sa žiadne tanečné oslavy a je zakázané nahlas hrať hudbu. Pre Vašu opatrovanú osobu je to možno najdôležitejší sviatok roka. Väčšina starších ľudí už má niekoľko členov rodiny, za ktorými smúti. Ukážte porozumenie a rešpektujte prianie Vašej opatrovanej osoby, byť v pokoji a sám, želanie navštíviť cintorín, alebo sa rozprávať o zosnulej osobe.

- **1./2./3./4. Advent – *Advent***

Der erste Advent ist die beste Gelegenheit, mit Ihrem Betreuten zu basteln und das Haus zu schmücken. Sie können auch gemeinsam Geschenke einkaufen oder einen Einkaufsauftrag entgegennehmen.

Prvý advent je najlepšia príležitosť spoločne nakúpiť vianočné darčeky alebo prijať objednávky na nákupy vianočných darčekov.

- **Heiligabend – *Štedrý večer***

Weihnachten ist auch in Deutschland das wichtigste christliche Fest des Jahres. Die Bescherung findet an Heiligabend statt, die beiden Weihnachtsfeiertage werden für Feiern im Kreise der Familie genutzt. Seien Sie nicht überrascht oder enttäuscht, wenn an Heiligabend nur Würstchen und Kartoffelsalat gewünscht/serviert werden – das ist ein traditionelles Weihnachtsgericht. (❑ Abb. 4.7)

Vianočné sviatky sú aj v Nemecku najdôležitejším kresťanským sviatkom roka. Rozdávanie darčekov sa koná na štedrý večer, v prvý a druhý sviatok vianočný sa navštevuje rodina. Nebuďte sklamaná, ak sa bude na štedrý večer servírovať len zemiakový šalát s klobáskami – je to tradičné vianočné jedlo.

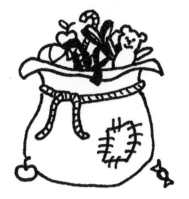

❑ Abb. 4.7 Bescherung – *obdarovanie*

4

Čas

🔲 **Abb. 4.8** 12.15 Uhr

🔲 **Abb. 4.9** 12.45 Uhr

4.7   Uhrzeit – Čas

■ ■   **Dialog**
▬ Wie spät ist es? – *Koľko je hodín?*
   ▬ Es ist zwölf Uhr. – *Je pol dvanástej.*
▬ Es ist fünf nach zwölf. – *Je päť minút po dvanástej.*
▬ Es ist … (abhängig von der Region) –
   V závislosti od regiónu … (od regionu)
   ▬ Viertel nach zwölf. – *štvrť po dvanástej.*
   ▬ viertel eins. – *štvrť na jednu.*
   ▬ zwölf Uhr fünfzehn. – *dvanásť pätnásť.* (🔲 Abb. 4.8)
▬ Es ist zwanzig nach zwölf. – *Je dvadsať minút po dvanástej.*
▬ Es ist fünf vor halb eins. – *O päť pol jednej.*
▬ Es ist halb eins. – *Je pol jednej.*
▬ Es ist fünf nach halb eins. – *Je päť po pol jednej.*
▬ Es ist zwanzig vor eins. – *Je dvadsať pred jednou.*
▬ Es ist … (wieder je nach Region) –
   Je.. opäť – v závislosti od regiónu.
   ▬ Viertel vor eins. – *trištvrte na jednu.*
   ▬ dreiviertel eins. – *trištvrte na jednu.*
   ▬ zwölf Uhr fünfundvierzig. – *dvanásť štyridsať päť.*
   (🔲 Abb. 4.9)
▬ Es ist zehn vor eins / zwölf Uhr fünfzig. –
   Je o desať jedna/ dvanásť päťdesiat.
▬ Es ist fünf vor eins. – *O päť jedna*
▬ Oh, so spät schon. – *Ah, už je tak neskoro.*
   ▬ Ja, wir müssen uns beeilen. – *Áno, musíme sa ponáhľať.*
   ▬ Nein, wir haben noch sehr viel Zeit. –
      Nie, máme ešte veľa času.
   ▬ Bleiben Sie ruhig. Wir haben genügend Zeit. –
      Buďte pokojný. Máme dostatok času.
   ▬ Wir werden pünktlich sein. – *Prídeme načas / Budeme presní.*
   ▬ Wir kommen zu früh/zu spät. –
      Prídeme príliš skoro / neskoro.

Farby

4.8   Farben – Farby

■   Farben allgemein – *Názvy farieb*

weiß	*biela/y/e*
violett	*fialová*
braun	*hnedá*

dunkel	*tmavá*
schwarz	*čierna*
rot	*červená*
beige	*béžová*
hell	*svetlá*
grau	*šedá*
orange	*oranžová*
grün	*zelená*
silber	*strieborná*
gelb	*žltá*
rosa	*ružová*
gold	*zlatá* (◨ Abb. 4.10)

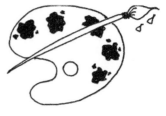

◨ **Abb. 4.10** Farben – *farby*

■ **Haarfarben – *Farby vlasov***

blond	*blond*
brünett	*bruneta*
dunkelhaarig	*tmavovlasá*
rothaarig	*ryšavá/červenovlasá*
schwarzhaarig	*čiernovlasá*
weiß/grau	*biela/šedivá*

4.9　Eigenschaften – Vlastnosti

Vlastnosti

■ **Allgemeine Eigenschaften – *Všeobecné vlastnosti***
Die wichtigsten Adjektive zur Beschreibung allgemeiner Eigen-
schaften zeigen ◨ Tab. 4.1 und ◨ Tab. 4.2.
　*Najdôležitejšie prídavné mená opisujúce všeobecné vlastnosti
nájdete v* ◨ *tabuľke* 4.1 *i* 4.2.

◨ **Tab. 4.1** Allgemeine Eigenschaften – *Všeobecné vlastnosti*

Adjektiv – *Prídavné meno*	Beispiel – *Príklad*
alt *starý*	Das ist ein altes Haus. *To je starý dom.*
angenehm *príjemný*	Heute ist ein angenehmer Tag. *To je príjemný deň.*
arm *chudák / chudobný*	Der arme Mensch tut mir leid. *Je mi ľúto toho chudobného človeka.*

4

◘ Tab. 4.1 (*Fortsetzung*)

Adjektiv – *Prídavné meno*	Beispiel – *Príklad*
bequem *pohodlný*	Der Sessel ist bequem. *Sedačka je pohodlná.*
breit *široký*	Die Straße ist breit. *Ulica je široká.*
dick *hrubý / tučný*	Ich lese ein dickes Buch. *Čítam hrubú knihu.*
dreckig *špinavý*	Die dreckigen Schuhe bleiben draußen. *Tie špinavé topánky ostanú von.*
dünn *tenký*	Die Decke ist zu dünn. *Tá deka je príliš tenká.*
flach *plytký / rovný*	Die Landschaft ist flach. *Krajina je rovná.*
früh *včas/skoro*	Ich stehe früh auf. *Vstávam skoro.*
gefährlich *nebezpečný*	Diese Kreuzung ist gefährlich. *Táto križovatka je nebezpečná.*
groß *veľký*	Diese Stadt ist groß. *Toto mesto je veľké.*
hart *tvrdý*	Das Ei ist hart gekocht. *To vajce je tvrdé.*
hässlich *škaredý*	Die Bluse ist hässlich. *Tá blúzka je škaredá.*
heiß *horúci*	Die Herdplatte ist heiß. *Sporák je ešte horúci.*
hübsch *pekný*	Das Kind ist hübsch. *To dieťa je pekné.*
hoch *vysoký*	Der Berg ist hoch. *Tá hora je vysoká.*
kalt *studený*	Das Getränk ist kalt. *Ten nápoj je studený.*
klein *malý*	Das Zimmer ist zu klein. *Tá izba je malá.*
kühl *chladný*	Das Wetter ist kühl. *Je chladné počasie.*
kurz *krátky*	Der Rock ist zu kurz. *Tá sukňa je krátka.*
lang *dlhý*	Die Hose ist zu lang. *Tie nohanice sú dlhé.*
langsam *pomalý*	Die Schnecke ist langsam. *Slimák je pomalý.*

◻ **Tab. 4.1** *(Fortsetzung)*

Adjektiv – *Prídavné meno*	Beispiel – *Príklad*
laut *hlasný*	Die Musik ist laut. *Hudba je príliš hlasná/ nahlas.*
lauwarm *letný*	Der lauwarme Kaffee schmeckt nicht. *Letná káva nechutí.*
leise *tichý*	Ich höre die leisen Gespräche nicht. *Nepočujem tichý rozhovor.*
neu *nový*	Die neuen Schuhe gefallen mir sehr gut. *Tie nové topánky sa mi veľmi páčia.*
niedrig *nízky*	Die Stufen sind niedrig. *Schody sú nízke.*
reich *bohatý*	Er ist reich an Erfahrung. *On má bohaté skúsenosti.*
sauber *čistý*	Saubere Hände sind sehr wichtig. *Mať čisté ruky je veľmi dôležité.*
schmal *úzky*	Das ist ein schmaler Verband. *To je úzky obväz.*
schnell *rýchly*	Das war eine schnelle Reaktion des Arztes. *Rýchly lekár zareagoval správne.*
schön *pekný*	Die Blumen sind schön. *Kvety sú pekné.*
sicher *bezpečný*	Wir wohnen in einer sicheren Gegend. *Bývame v štvrti, ktorá je bezpečná.*
spät *neskorý*	Es ist schon ziemlich spät. *Je už dosť neskoro.*
unangenehm *nepríjemný*	Das hat einen unangenehmen Geruch. *Má to nepríjemný zápach.*
unbequem *nepohodlný*	Die Schuhe sind unbequem. *Tie topánky sú nepohodlné.*
warm *teplý*	Der Sommer war sehr warm. *To leto je veľmi teplé.*
weich *mäkký*	Das Bett ist zu weich. *Posteľ je príliš mäkká.*

4

■ **Tab. 4.2** Allgemeine Eigenschaften – *Všeobecné vlastnosti*. Sortierung slowakisch – *Prvé v poradí sú slovenské výrazy.*

Adjektiv – *Prídavné meno*	Beispiel – *Príklad*
bezpečný sicher	*Bývame v bezpečnej štvrti.* Wir wohnen in einer sicheren Gegend.
chudák / chudobný arm	*Toho chudáka je mi ľúto.* Der arme Mensch tut mir leid.
špinavý dreckig	*Tie špinavé topánky ostanú vonku.* Die dreckigen Schuhe bleiben draußen.
bohatý reich	*On má bohaté skúsenosti.* Er ist reich an Erfahrungen.
škaredý hässlich	*Tá blúzka je škaredá.* Die Bluse ist hässlich.
chladný kühl	*Je chladné počasie.* Das Wetter ist kühl.
tichý leise	*Nepočujem tiché rozhovory.* Ich höre die leisen Gespräche nicht.
tenký dünn	*Tá deka je tenká.* Die Decke ist mir zu dünn.
teplý warm	*Leto bolo príliš teplé.* Der Sommer war sehr warm.
čistý sauber	*Mať čisté ruky je veľmi dôležité.* Saubere Hände sind sehr wichtig.
dlhý lang	*Nohavice sú príliš dlhé.* Die Hose ist zu lang.
veľký groß	*Toto mesto je veľké.* Diese Stadt ist groß.
hlasný laut	*Hudba je hlasná.* Die Musik ist laut.
horúci heiß	*Sporák je horúci.* Die Herdplatte ist heiß.
hrubý / tučný dick	*Čítam hrubú knihu.* Ich lese ein dickes Buch.
krátky kurz	*Tá sukňa je príliš krátka.* Der Rock ist zu kurz.
pekný hübsch	*To dieťa je pekné.* Das Kind ist hübsch.
letný lauwarm	*Letná káva nechutí.* Der lauwarme Kaffee schmeckt nicht.
malý klein	*Tá izba je malá.* Das Zimmer ist zu klein.
mäkký weich	*Tá posteľ je príliš mäkká.* Das Bett ist zu weich.

◻ **Tab. 4.2** (Fortsetzung)

Adjektiv – Prídavné meno	Beispiel – Príklad
nebezpečný gefährlich/unsicher	Tá križovatka je nebezpečná. Diese Kreuzung ist gefährlich.
nepríjemný unangenehm	Má to nepríjemný zápach. Das hat einen unangenehmen Geruch.
nepohodlný unbequem	Tie topánky sú nepohodlné. Die Schuhe sind unbequem.
nízky niedrig	Tie schody sú nízke. Die Stufen sind niedrig.
nový neu	Tie nové topánky sa mi páčia. Die neuen Schuhe gefallen mir sehr gut.
pekný schön	Tie kvety sú pekné. Die Blumen sind schön.
neskorý spät	Už je dosť neskoro. Es ist schon ziemlich spät.
plochý / plytký flach	Krajina je rovná. Die Landschaft ist flach.
príjemný angenehm	Dnes je príjemný deň. Heute ist ein angenehmer Tag.
rýchly schnell	Rýchly lekár zareagoval veľmi správne. Das war eine schnelle Reaktion des Arztes.
starý alt	To je starý dom. Das ist ein altes Haus.
široký breit	Ulica je široká. Die Straße ist breit.
tvrdý hart	To vajce je tvrdé. Das Ei ist hart gekocht.
úzky schmal	To je úzky obväz. Das ist ein schmaler Verband.
včas / skoro früh	Vstávam včas / skoro. Ich stehe früh auf.
pomalý langsam	Slimák je pomalý. Die Schnecke ist langsam.
pohodlný bequem	Sedačka je pohodlná. Der Sessel ist bequem.
vysoký hoch	Tá hora je vysoká. Der Berg ist hoch.
chladný kalt	Nápoj je chladný. Das Getränk ist kalt.

4

■ **Eigenschaften zur Beschreibung von Menschen** – *Prídavné mená opisujúce charakterové vlastnosti človeka.*

Die wichtigsten Adjektive zur Beschreibung von Menschen zeigen ❏ Tab. 4.3 und ❏ Tab. 4.4.

Najdôležitejšie prídavné mená na opísanie ľudí nájdete v ❏ *tabuľke 4.3 i 4.4.*

❏ **Tab. 4.3** Menschliche Eigenschaften – *charakterové vlastnosti človeka*

Adjektiv – *Prídavné meno*	Beispiel – *Príklad*
alt *starý*	Eine alte Frau geht langsam. *Stará pani ide pomaly.*
angenehm *príjemný*	Er ist ein angenehmer Mensch, ich mag ihn. *On je príjemný človek, mám ho rád.*
angespannt *napätý*	Ein angespannter Mensch ist nicht lustig. *Napätý človek nie je vtipný.*
attraktiv *atraktívny*	Eine attraktive Frau ist schön. *Atraktívna žena je pekná.*
beliebt *obľúbený*	Ein beliebter Arzt hat viele Patienten. *Obľúbený lekár má veľa pacientov.*
berechnend *vypočítavý*	Ein berechnender Mensch denkt meist an sich. *Vypočítavý človek myslí väčšinou len na seba.*
bösartig *zlomyseľný*	Diese Frau ist im Alter bösartig geworden. *Tá pani je stará a zlomyseľná.*
brutal *brutálny*	Ein brutaler Mann schlägt andere. *Brutálny muž bije ostatných.*
dick *tučný/obézny*	Eine dicke Frau bewegt sich vielleicht zu wenig. *Obézna žena sa hýbe asi len málo.*
dumm *hlúpy*	Ein dummer Mensch nervt. *Hlúpy človek lezie na nervy/nerváči.*
ehrlich *úprimný*	Ehrliche Menschen haben viele Freunde. *Úprimní ľudia majú veľa priateľov.*
eifersüchtig *žiarlivý*	Ein eifersüchtiger Ehemann ist unangenehm. *Je nepríjemné mať žiarlivého muža.*
ernst *vážny*	Ernste Menschen lachen zu wenig. *Vážni ľudia sa veľa nesmejú.*
fantasielos *bez fantázie*	Fantasielose Kinder spielen immer dasselbe. *Deti bez fantázie sa hrajú stále to isté.*
freundlich *priateľský*	Die freundliche Nachbarin grüßt immer so nett. *Priateľská susedka vždy milo zdraví.*
fröhlich *veselý*	Fröhliche Kinder spielen gerne. *Veselé deti sa rady hrajú.*

◻ **Tab. 4.3** *(Fortsetzung)*

Adjektiv – *Prídavné meno*	Beispiel – *Príklad*
geizig *skúpy/chamtivý*	Geizige Menschen geben nicht gerne. *Skúpi ľudia neradi rozdávajú.*
gepflegt *pestovaný/starostlivo upravený*	Sie ist eine gepflegte Person. *Ona je starostlivo upravená osoba.*
gesellig *spoločenský*	Gesellige Menschen sind gerne beisammen. *Spoločenskí ľudia sú radi spolu.*
gesprächig *zhovorčivý*	Gesprächige Frauen reden viel. *Zhovorčivé ženy rady rozprávajú.*
glücklich *šťastný*	Glückliche Menschen leben länger. *Šťastní ľudia dlhšie žijú.*
großzügig *veľkorysý*	Großzügige Menschen geben gerne. *Veľkorysí ľudia radi rozdávajú.*
gutmütig *dobrosrdečný*	Gutmütige Menschen haben viel Geduld. *Dobrosrdečni ľudia majú veľkú trpezlivosť.*
hilfsbereit *ochotný pomáhať*	Hilfsbereite Nachbarn helfen gerne. *Ochotní susedia radi pomáhajú.*
humorvoll *humorný*	Humorvolle Menschen lachen viel. *Humorní ľudia sa radi smejú.*
interessant *zaujímavý*	Er ist ein interessanter Mann. Ist er verheiratet? *On je zaujímavý muž. Je ženatý?*
jung *mladý*	Junge Menschen sind voller Energie. *Mladí ľudia sú plný energie.*
klug/intelligent *múdry/inteligentný*	Kluge Menschen lesen gerne. *Múdri ľudia radi čítajú.*
langweilig *nudný*	Langweilige Menschen sind uninteressant. *Nudní ľudia sú nezaujímaví.*
leichtsinnig *ľahkomyseľný*	Leichtsinnige Menschen entscheiden ohne nachzudenken. *Ľahkomyseľní ľudia sa rozhodujú bez rozmyslenia.*
lustig *veselý/zábavný*	Lustige Menschen machen Witze. *Zábavní ľudia vtipkujú.*
modern *moderný*	Moderne Männer kochen gerne. *Moderní muži radi varia.*
neidisch *závistlivý*	Neidische Menschen gönnen niemandem etwas. *Závistliví ľudia nikomu nič nedoprajú.*
nett *milý*	Nette Menschen kommen gut an. *Milí ľudia sú radi vítaní.*
pünktlich *presný/dochvíľny*	Pünktliche Menschen kommen nie zu spät. *Dochvíľni ľudia prídu vždy načas.*

4

◘ Tab. 4.3 (*Fortsetzung*)

Adjektiv – *Prídavné meno*	Beispiel – *Príklad*
reizbar *dráždivý/cholerický*	Reizbare Menschen ärgern sich schnell. *Výbušní ľudia sa vedia rýchlo nahnevať.*
sanft *jemný*	Sie hat einen sanften Charakter. *Ona má jemný charakter.*
schlank *štíhly*	Ich bewundere deine schlanke Figur. *Obdivujem tvoju štíhlu postavu.*
schwach *slabý*	Seit der Krankheit bin ich schwach. *Odkedy som chorý, som slabý.*
selbstlos *nezištný/obetavý*	Selbstlose Menschen sind nicht egoistisch. *Nezištní ľudia nie sú egoisti.*
sparsam *sporivý*	Sparsame Menschen geben nicht gerne ihr Geld aus. *Sporiví ľudia neradi míňajú peniaze.*
stark *silný*	Ich suche einen starken Mann. *Hľadám silného muža.*
sympathisch *sympatický*	Sie ist mir sympathisch. *Ona mi je sympatická.*
tolerant *tolerantný*	Tolerante Menschen akzeptieren andere, wie sie sind. *Tolerantní ľudia akceptujú iných takých akí sú.*
traurig *smutný*	Warum bist du so traurig? *Prečo si taký smutný?*
unangenehm *nepríjemný*	Sie ist eine unangenehme Person. *Ona je nepríjemná osoba.*
unbedeutend *bezvýznamný/nepatrný*	Dieser Mensch ist für mich unbedeutend. *Ten človek je pre mňa bezvýznamný/nič pre mňa neznamená.*
unbeliebt *neobľúbený*	Er ist bei allen unbeliebt. *On je u všetkých neobľúbený.*
unehrlich *neúprimný*	Betrüger sind unehrlich. *Podvodníci sú neúprimní.*
unfreundlich *nepriateľský*	Die Bedienung ist unfreundlich. *Obsluha je nepriateľská.*
ungepflegt *zanedbaný*	Der alte Mann ist ungepflegt. *Ten starý pán je zanedbaný.*
unglücklich *nešťastný*	Er wirkt sehr unglücklich. *On pôsobí nešťastným dojmom.*
unpünktlich *nepresný/nedochvíľny*	Unpünktliche Menschen verspäten sich oft. *Nedochvíľni ľudia často meškajú.*
unsympathisch *nesympatický*	Keiner mag unsympathische Menschen. *Nikto nemá rád nesympatických ľudí.*

◻ **Tab. 4.3** *(Fortsetzung)*

Adjektiv – *Prídavné meno*	Beispiel – *Príklad*
verschwenderisch *márnotratný*	Sei nicht so verschwenderisch! *Nebuď taký márnotratný.*
vertrauenswürdig *dôveryhodný*	Der Pfarrer ist meist vertrauenswürdig. *Farár je väčšinou dôveryhodný.*
zuverlässig *spoľahlivý*	Meine Mutter war immer zuverlässig. *Moja mama bola vždy spoľahlivá.*

◻ **Tab. 4.4** Menschliche Eigenschaften – *Charakterové vlastnosti človeka. Sortierung slowakisch – Prvé v poradí sú slovenské výrazy.*

Adjektiv – *Prídavné mená*	Beispiel – *Príklad*
atraktívny attraktiv	*Atraktívna žena je pekná.* Eine attraktive Frau ist schön.
bez fantázie fantasielos	*Deti bez fantázie sa hrajú stále to isté.* Fantasielose Kinder spielen immer dasselbe.
nezištný selbstlos	*Nezištní ľudia nie sú egoisti.* Selbstlose Menschen sind nicht egoistisch.
brutálny brutal	*Brutálny muž bije ostatných.* Ein brutaler Mann schlägt andere.
dobrosrdečný gutmütig	*Dobrosrdeční ľudia majú veľkú trpezlivosť.* Gutmütige Menschen haben viel Geduld.
dráždivý reizbar	*Dráždiví ľudia sú nepríjemní.* Reizbare Menschen sind unangenehm.
hlúpy dumm	*Hlúpi ľudia lezú na nervy.* Ein dummer Mensch nervt.
dôveryhodní vertrauenswürdig	*Farár je väčšinou dôveryhodný.* Der Pfarrer ist meist vertrauenswürdig.
tučný/obézny dick	*Obézne ženy sa hýbu asi málo.* Eine dicke Frau bewegt sich vielleicht zu wenig.
veľkorysý großzügig	*Veľkorysí ľudia radi rozdávajú.* Großzügige Menschen geben gerne.
zaujímavý interessant	*On je zaujímavý muž. Je ženatý?* Er ist ein interessanter Mann. Ist er verheiratet?
jemný sanft	*Ona má jemný charakter.* Sie hat einen sanften Charakter.
ľahkomyseľný leichtsinnig	*Ľahkomyseľní ľudia dlho nerozmýšľajú.* Leichtsinnige Menschen überlegen nicht lange.
obľúbený beliebt	*Obľúbený lekár má veľa pacientov.* Ein beliebter Arzt hat viele Patienten.

4

◻ **Tab. 4.4** (*Fortsetzung*)

Adjektiv – *Prídavné mená*	Beispiel – *Príklad*
múdry/inteligentný klug/intelligent	*Múdri ľudia radi čítajú.* Kluge Menschen lesen gerne.
milý nett	*Milí ľudia sú radi vítaní.* Nette Menschen kommen gut an.
mocný/silný stark	*Hľadám silného muža.* Ich suche einen starken Mann.
mladý jung	*Mladí ľudia sú plní energie.* Junge Menschen sind voll Energie.
napätý angespannt	*Napätý človek nie je veselý.* Ein angespannter Mensch ist nicht lustig.
neobľúbený unbeliebt	*On je u všetkých neobľúbený.* Er ist bei allen unbeliebt.
nepríjemný unangenehm	*Ona je nepríjemná osoba.* Sie ist eine unangenehme Person.
nepresný unpünktlich	*Nedochvíľni ľudia často meškajú.* Unpünktliche Menschen verspäten sich oft.
nesympatický unsympathisch	*Nikto nemá rád nesympatických ľudí.* Keiner mag unsympathische Menschen.
neúprimný unehrlich	*Podvodníci sú neúprimní.* Betrüger sind unehrlich.
nešťastný unglücklich	*On pôsobí veľmi nešťastným dojmom.* Er wirkt sehr unglücklich.
nepriateľský unfreundlich	*Obsluha je nepriateľská.* Die Bedienung ist unfreundlich.
bezvýznamný unbedeutend	*Ten človek je pre mňa bezvýznamný/nič pre mňa neznamená.* Dieser Mensch ist für mich unbedeutend.
moderný modern	*Moderní muži radi varia.* Moderne Männer kochen gerne.
nudný langweilig	*Nudní ľudia sú nezaujímaví.* Langweilige Menschen sind uninteressant.
sporivý sparsam	*Sporiví ľudia nedari míňajú peniaze.* Sparsame Menschen geben nicht gerne ihr Geld aus.
ochotný pomáhať hilfsbereit	*Ochotní susedia vždy radi pomôžu.* Hilfsbereite Nachbarn helfen gerne.
vážny ernst	*Vážni ľudia sa smejú príliš málo.* Ernste Menschen lachen zu wenig.
príjemný angenehm	*On je príjemný človek, mám ho rád.* Er ist ein angenehmer Mensch, ich mag ihn.

◻ **Tab. 4.4** *(Fortsetzung)*

Adjektiv – *Prídavné mená*	Beispiel – *Príklad*
Presný/spoľahlivý pünktlich	*Spoľahliví ľudia nechodia nikdy neskoro.* Pünktliche Menschen kommen nie zu spät.
zhovorčivý gesprächig	*Zhovorčivé ženy rady hovoria.* Gesprächige Frauen reden viel.
márnotratný verschwenderisch	*Nebuď taký márnotratný.* Sei nicht so verschwenderisch!
skúpy/lakomý geizig	*Skúpi ľudia neradi rozdávajú.* Geizige Menschen geben nicht gerne.
starý alt	*Stará žena ide pomaly.* Eine alte Frau geht langsam.
slabý schwach	*Odkedy som chorý, som slabý.* Seit der Krankheit bin ich schwach.
smutný traurig	*Prečo si taký smutný?* Warum bist du so traurig?
úprimný ehrlich	*Úprimní ľudia majú veľa priateľov.* Ehrliche Menschen haben viele Freunde.
šťastný glücklich	*Šťastní ľudia žijú dlhšie.* Glückliche Menschen leben länger.
štíhly schlank	*Obdivujem tvoju štíhlu postavu.* Ich bewundere Deine schlanke Figur.
sympatický sympathisch	*Ona mi je sympatická.* Sie ist mir sympathisch.
tolerantný tolerant	*Tolerantní ľudia akceptujú iných, takých, akí sú.* Tolerante Menschen akzeptieren andere, wie sie sind.
spoločenský gesellig	*Spoločenskí ľudia sú radi spolu.* Gesellige Menschen sind gerne beisammen.
priateľský freundlich	*Priateľská susedka vždy milo zdraví.* Die freundliche Nachbarin grüßt immer so nett.
veselý fröhlich	*Veselé deti sa rady hrajú.* Fröhliche Kinder spielen gerne.
vypočítavý berechnend	*Výpočítavý človek myslí väčšinou na seba.* Ein berechnender Mensch denkt meist an sich.
vtipný/zábavný lustig	*Zábavní ľudia vtipkujú.* Lustige Menschen machen Witze.
pestovaný/starostlivo opatrený gepflegt	*Ona je starostlivo opatrená.* Sie ist eine gepflegte Person.
zanedbaný ungepflegt	*Ten starý pán je zanedbaný.* Der alte Mann ist ungepflegt.

▣ **Tab. 4.4** *(Fortsetzung)*

Adjektiv – *Prídavné mená*	Beispiel – *Príklad*
závistlivý neidisch	*Závistliví ľudia nikomu nič nedoprajú.* Neidische Menschen gönnen keinem etwas.
spoľahlivý zuverlässig	*Moja mama bola vždy spoľahlivá.* Meine Mutter war immer zuverlässig.
žiarlivý eifersüchtig	*Mať žiarlivého muža je nepríjemné.* Ein eifersüchtiger Ehemann ist unangenehm.
zlomyseľný bösartig	*Tá stará pani je zlomyseľná.* Diese Frau ist im Alter bösartig geworden.
humorný humorvoll	*Humorní ľudia sa radi veľa smejú.* Humorvolle Menschen lachen viel.

Predložky

4.10 Positionen – Predložky

oben	*hore/nahor*
unten	*dole/nadol*
über/darüber	*nad/ponad*
unter/darunter	*pod/popod*
vorne	*vpredu*
hinten	*vzadu*
vor/davor	*pred/predtým*
hinter/dahinter	*za/zatým*
neben/daneben/bei	*vedľa/popri/pri*
auf/darauf	*na/nadtým*
von … bis	*od … do* (▣ Abb. 4.11)

■ **Richtungen** – *Smery*

vor	*napred /vpred*
zurück	*dozadu /vzad*
rechts	*doprava / vpravo*
links	*doľava / vľavo*
geradeaus	*rovno priamo*

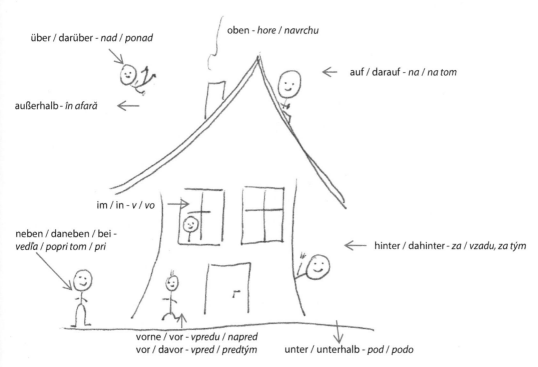

über / darüber - *nad / ponad*

oben - *hore / navrchu*

auf / darauf - *na / na tom*

außerhalb - *în afară*

im / in - *v / vo*

neben / daneben / bei -
vedľa / popri tom / pri

hinter / dahinter - *za / vzadu, za tým*

vorne / vor - *vpredu / napred*
vor / davor - *vpred / predtým*

unter / unterhalb - *pod / podo*

◘ **Abb. 4.11** Positionen – *predložky*

■ **Himmelsrichtungen – *Svetové strany***

Norden/nördlich	*sever/severný*
Westen/westlich	*západ/západný*
Osten/östlich	*východ/východný*
Süden/südlich	*juh/južný* (◘ Abb. 4.12)

Himmelskörper – *Nebeské telesá*

der Mond	*mesiac*
der Planet	*planéta*
die Sonne	*slnko*
der Stern	*hviezda*

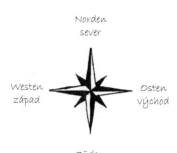

◘ **Abb. 4.12** Himmelsrichtungen –
svetové strany

Der menschliche Körper – Anatómia človeka

5.1   Kopf – Hlava – 56

5.2   Gliedmaßen – Končatiny – 57

5.3   Körper – Telo – 58

5.4   Innere Organe/Organsysteme – Vnútorné orgány – 60

© Springer-Verlag Berlin Heidelberg 2016
N. Konopinski-Klein, *Slowakisch-Deutsch für die Pflege zu Hause*, DOI 10.1007/978-3-662-49025-9_5

Hlava

5.1   Kopf – Hlava

Die Bezeichnungen der einzelnen Teile des Kopfes zeigt ◘ Abb. 5.1. – *Opis jednotlivých častí tela opisuje* ◘ obrázok 5.1.

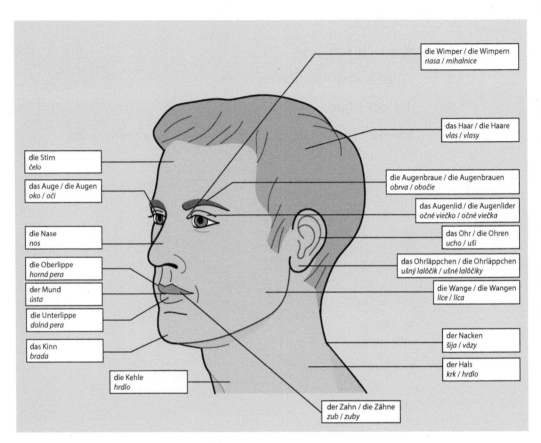

die Wimper / die Wimpern
riasa / mihalnice

das Haar / die Haare
vlas / vlasy

die Stirn
čelo

das Auge / die Augen
oko / oči

die Augenbraue / die Augenbrauen
obrva / obočie

das Augenlid / die Augenlider
očné viečko / očné viečka

die Nase
nos

das Ohr / die Ohren
ucho / uši

die Oberlippe
horná pera

das Ohrläppchen / die Ohrläppchen
ušný lalôčik / ušné lalôčiky

der Mund
ústa

die Wange / die Wangen
líce / líca

die Unterlippe
dolná pera

das Kinn
brada

der Nacken
šija / väzy

der Hals
krk / hrdlo

die Kehle
hrdlo

der Zahn / die Zähne
zub / zuby

◘ **Abb. 5.1** Der Kopf – *hlava*. (Aus Nemier u. Seidel 2009)

5.2   Gliedmaßen – Končatiny

Končatiny

◘ Abb. 5.2 zeigt die Teile der Hand. – ◘ Obrázok 5.2 *ukazuje časti ruky.*

◘ Abb. 5.3 zeigt die Teile des Fußes. – ◘ Obrázok 5.3 *ukazuje časti chodidla.*

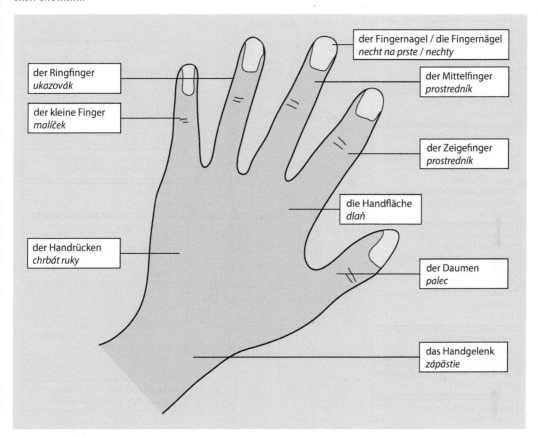

der Fingernagel / die Fingernägel
necht na prste / nechty

der Mittelfinger
prostredník

der Ringfinger
ukazovák

der kleine Finger
malíček

der Zeigefinger
prostredník

die Handfläche
dlaň

der Handrücken
chrbát ruky

der Daumen
palec

das Handgelenk
zápästie

◘ **Abb. 5.2** Die Hand/die Hände – *ruka /prsty*

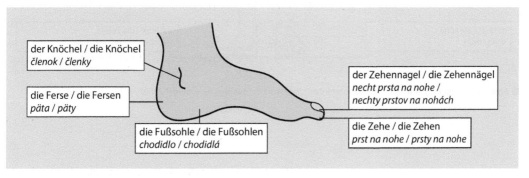

der Knöchel / die Knöchel
členok / členky

der Zehennagel / die Zehennägel
*necht prsta na nohe /
nechty prstov na nohách*

die Ferse / die Fersen
päta / päty

die Fußsohle / die Fußsohlen
chodidlo / chodidlá

die Zehe / die Zehen
prst na nohe / prsty na nohe

◘ **Abb. 5.3** Der Fuß/die Füße – *chodidlo /chodidlá*

Telo

5.3   Körper – Telo

Die Bezeichnungen der einzelnen Körperteile zeigt ◘ Abb. 5.4. – *Pomenovania jednotlivých častí tela ukazuje* ◘ obrázok 5.4.

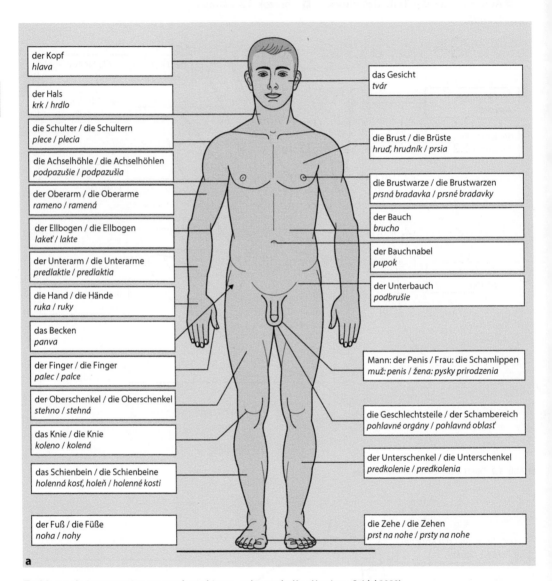

der Kopf
hlava

das Gesicht
tvár

der Hals
krk / hrdlo

die Schulter / die Schultern
plece / plecia

die Brust / die Brüste
hruď, hrudník / prsia

die Achselhöhle / die Achselhöhlen
podpazušie / podpazušia

die Brustwarze / die Brustwarzen
prsná bradavka / prsné bradavky

der Oberarm / die Oberarme
rameno / ramená

der Bauch
brucho

der Ellbogen / die Ellbogen
lakeť / lakte

der Bauchnabel
pupok

der Unterarm / die Unterarme
predlaktie / predlaktia

der Unterbauch
podbrušie

die Hand / die Hände
ruka / ruky

das Becken
panva

der Finger / die Finger
palec / palce

Mann: der Penis / Frau: die Schamlippen
muž: penis / žena: pysky prirodzenia

der Oberschenkel / die Oberschenkel
stehno / stehná

die Geschlechtsteile / der Schambereich
pohlavné orgány / pohlavná oblasť

das Knie / die Knie
koleno / kolená

der Unterschenkel / die Unterschenkel
predkolenie / predkolenia

das Schienbein / die Schienbeine
holenná kosť, holeň / holenné kosti

der Fuß / die Füße
noha / nohy

die Zehe / die Zehen
prst na nohe / prsty na nohe

a

◘ **Abb. 5.4a,b** Der Körper **a** von vorne, **b** von hinten – *telo zozadu.* (Aus Nemier u. Seidel 2009)

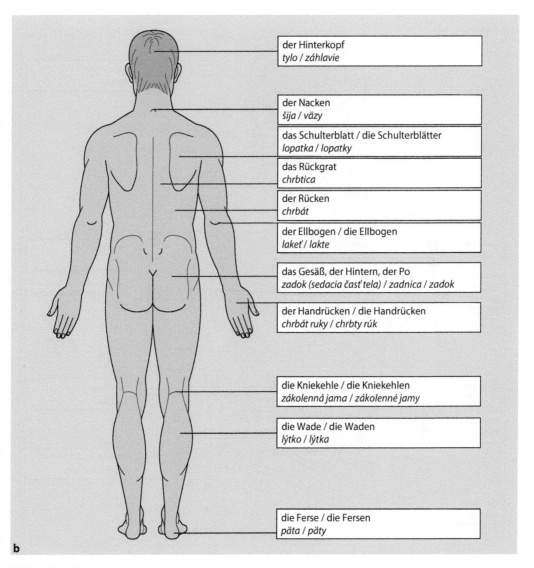

der Hinterkopf
tylo / záhlavie

der Nacken
šija / väzy

das Schulterblatt / die Schulterblätter
lopatka / lopatky

das Rückgrat
chrbtica

der Rücken
chrbát

der Ellbogen / die Ellbogen
lakeť / lakte

das Gesäß, der Hintern, der Po
zadok (sedacia časť tela) / zadnica / zadok

der Handrücken / die Handrücken
chrbát ruky / chrbty rúk

die Kniekehle / die Kniekehlen
zákolenná jama / zákolenné jamy

die Wade / die Waden
lýtko / lýtka

die Ferse / die Fersen
päta / päty

b

◘ **Abb. 5.4a,b** *(Fortsetzung)*

Vnútorné orgány

5.4   Innere Organe/Organsysteme – Vnútorné orgány

Die Bezeichnungen der inneren Organe zeigt ◘ Abb. 5.5. – *Pomenovania ukazujú vnútorné orgány* ◘ *obrázok 5.5.*

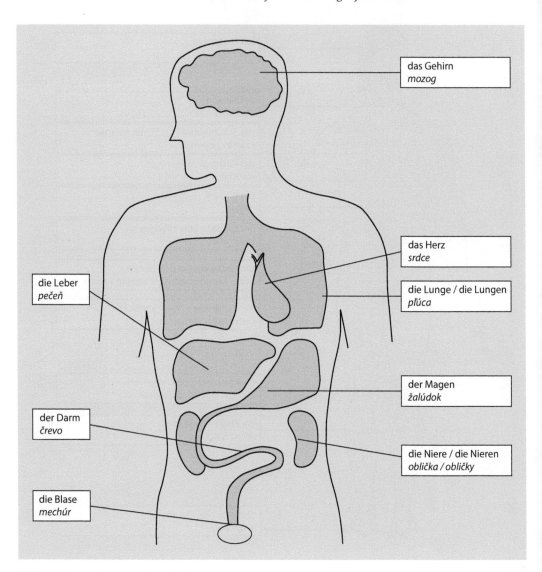

das Gehirn
mozog

das Herz
srdce

die Leber
pečeň

die Lunge / die Lungen
plúca

der Magen
žalúdok

der Darm
črevo

die Niere / die Nieren
oblička / obličky

die Blase
mechúr

◘ **Abb. 5.5** Innere Organe – *vnútorné orgány*

Gesundheit und Befinden – Zdravie a pocity

6.1   Befinden allgemein – Všeobecné pocity – 62

6.2   Schmerzen – Bolesti – 63

6.3   Häufige Erkrankungen – Často sa vyskytujúce ochorenia – 66

6.3.1   Erkältungskrankheiten – Prechladnutie – 66
6.3.2   Erkrankungen der Atemwege – Choroby dýchacieho ústrojenstva – 67
6.3.3   Erkrankungen des Herz-Kreislauf-Systems – Srdcovo-cievne choroby – 68
6.3.4   Erkrankungen des Verdauungstraktes – Choroby tráviaceho traktu – 70
6.3.5   Erkrankungen der Nieren und der Blase – Ochorenia obličiek a močového mechúra – 72
6.3.6   Erkrankungen des Skeletts, der Knochen und des Muskelapparates – Ochorenia kostry, kostí a svalového aparátu – 73
6.3.7   Neurologische Erkrankungen – Choroby nervového pôvodu – 75
6.3.8   Schlafstörungen – Poruchy spánku – 76
6.3.9   Hauterkrankungen – Kožné choroby – 77

6.4   Medizinische Geräte und Pflegeausstattung – Lekárske prístroje a vybavenie na opateru – 79

6.5   Medikamente – Lieky – 83

6.6   Arztbesuch – Návšteva u lekára – 85

6.7   Krankengymnastik – Fyzioterapia – 89

© Springer-Verlag Berlin Heidelberg 2016
N. Konopinski-Klein, *Slowakisch-Deutsch für die Pflege zu Hause*, DOI 10.1007/978-3-662-49025-9_6

6.1　Befinden allgemein – Všeobecné pocity

Eine positive, aufmunternde Stimmung ist immer gut – und besser, als sich mit dem Betreuten auf Jammertour zu begeben. Versuchen Sie aber, den richtigen Ton zu treffen, denn zu viel Energie und Optimismus kann auf die kranke Person auch negativ und dämpfend wirken und sogar als belastend empfunden werden.

Pozitívna, povzbudzujúca nálada je vždy dobrým prístupom – a bude to oveľa lepšie, ako keď si ju s Vašou opatrovanou osobou nebudete navzájom sťažovať. Skúste vo Vašej komunikácii nájsť ten správny tón, nakoľko aj príliš veľa energie a optimizmu môže na chorú osobu vplývať negatívne a utlmujúco, niekedy to môže vnímať dokonca ako obťažovanie.

■ ■ **Dialog 1**
　Pflegerin – *opatrovateľka*:
▬ Wie geht es Ihnen? –
　Ako sa máte?
▬ Wie fühlen Sie sich heute? –
　Ako sa dnes cítite?
▬ Bitte sagen Sie mir, was Ihnen fehlt. –
　Prosím povedzte mi, čo Vám chýba?

Herr Müller – *pán Müller*:
▬ Mir geht es gut / sehr gut / wie immer. –
　Mám sa dobre / veľmi dobre / ako vždy.
▬ Heute ist alles in Ordnung. Ich fühle mich sehr gut. –
　Dnes je všetko v poriadku. Cítim sa veľmi dobre.

Pflegerin – *opatrovateľka*:
▬ Das freut mich. – *To ma teší.*

■ ■ **Dialog 2**
　Pflegerin – *opatrovateľka*:
▬ Wie geht es Ihnen? – *Ako sa máte?* –

Herr Müller – *pán Müller*:
▬ Mir geht es nicht gut / Ich fühle mich nicht wohl. –
　Nemám sa dobre / Dnes sa necítim dobre.
▬ Ich fühle mich schwach / Ich bin so schwach. –
　Cítim sa slabý / Som taký slabý.
▬ Ich fühle mich nicht besonders. –
　Necítim sa najlepšie.

— Mir ist schwindelig. –
  Točí sa mi hlava.

Pflegerin – *opatrovateľka*:
— Das ist nicht schön. – *To nie je dobre.*
— Wie kann ich Ihnen helfen? –
  Ako Vám môžem pomôcť?
— Was wollen wir dagegen machen? –
  Čo môžeme proti tomu urobiť?
— Dagegen müssen wir was unternehmen. –
  Musíme proti tomu niečo podniknúť.

6.2 Schmerzen – Bolesti

Bolesti

■■ **Dialog**

— Ich habe schreckliche Kopfschmerzen. –
  Hrozne ma bolí hlava.
  — Das tut mir aber leid, möchten Sie eine Tablette? –
    To je mi veľmi ľúto, chcete tabletku od bolesti?
— Ja, geben Sie mir bitte eine Tablette. –
  Áno, prosím si tabletku od bolesti.
  — Hier die Tablette und ein Glas Wasser. –
    Nech sa páči, tu je tabletka a pohár vody.
  — Hoffentlich hilft es Ihnen. –
    Dúfam, že Vám pomôže.
— Ich habe Halsschmerzen. –
  Bolí ma hrdlo.
  — Haben Sie Probleme beim Schlucken? –
    Máte problémy s prehĺtaním?
  — Ich hole Ihnen ein Mittel zum Gurgeln. –
    Prinesiem Vám prostriedok na kloktanie.
  — Haben Sie sich erkältet? –
    Prechladli ste?
  — Haben Sie auch Schnupfen? –
    Máte aj nádchu?
  — Ich möchte Ihre Temperatur messen. –
    Chcem Vám odmerať teplotu.
— Ja, das können Sie gerne machen. –
  Áno prosím odmerajte.
  — Bitte, hier ist das Thermometer. –
    Prosím, tu je teplomer.
  — Oh, Sie haben mehr als 37,2° C. –
    Máte viac ako 37,2° C.

Ich gehe schnell in die Apotheke und hole Ihnen etwas gegen Erkältung. –
Idem rýchlo do lekárne a prinesiem Vám niečo proti prechladnutiu.

Meine Augen tun weh/brennen. –
Pália/štípu ma oči.

Sind Sie müde? –
Ste unavený?

Bitte legen Sie sich kurz hin und entspannen Sie Ihre Augen. –
Prosím Vás, ľahnite si na chvíľku a zatvorte si oči.

Soll ich Ihnen Augentropfen bringen? –
Mám Vám priniesť kvapky do očí?

Ich habe Ohrenschmerzen. –
Bolia ma uši.

Innen oder außen? –
Vo vnútri alebo zvonka?

Innen. – *Vo vnútri.*

Dann müssen wir zum Arzt gehen. –
V tom prípade musíme navštíviť lekára.

Außen. – *Zvonka.*

Haben Sie Ihr Hörgerät richtig angelegt? –
Máte správne založené naslúchadlo?

Bitte lassen Sie mich das überprüfen, es kann eine Druckstelle sein. –
Dovoľte, aby som sa na to pozrela, môže to byť otlačené miesto.

Ich habe Zahnschmerzen. –
Bolia ma zuby.

Dann müssen wir unbedingt zum Zahnarzt gehen. –
V tom prípade musíme ísť k zubnému lekárovi.

Ich habe Bauchschmerzen. –
Bolí ma brucho.

Wo genau tut es weh? –
Kde presne Vás bolí brucho?

Was ist das für ein Schmerz? –
Aká je to bolesť?

Brauchen Sie Medikamente? –
Potrebujete lieky?

Soll ich den Arzt holen? –
Mám zavolať lekára?

Ich rufe den Arzt an. –
Zavolám lekára.

▬ Ich habe Schmerzen in der Brust. –
Bolí ma hrudná oblasť.
▬ Ich habe ein Stechen im Brustkorb. –
Pichá ma v hrudnej oblasti / hrudi.
  ▬ Wo tut es weh? – *Kde Vás bolí?*
  ▬ Wie stark sind die Schmerzen? –
  Aké silné sú tie bolesti?
  ▬ Sind das ziehende Schmerzen / stechende Schmerzen? –
  Sú to skôr ťahavé / pichavé bolesti?
  ▬ Ich rufe den Arzt an. –
  Zavolám lekára.

❯ **Schmerzen sind kein normaler Zustand des Organismus.
Wenn sich die Schmerzen wiederholen und über längere
Zeit hinziehen, verständigen Sie den Arzt. Versuchen Sie
auf keinen Fall, Ihren Betreuten selbst zu behandeln.**
  *Bolesti nie sú normálnym stavom v organizme. Ak sa
bolesti opakujú alebo trvajú počas dlhšej doby, konzultujte
s lekárom. V žiadnom prípade neliečte opatrovanú osobu na
vlastnú zodpovednosť.*

■ **Schmerzarten** – *Druhy bolesti*

akut	*akútne*
chronisch/Dauerschmerz	*chronické/trvalé bolesti*
stechend	*pichajúce*
ziehend	*ťahavé*

Fragen zu Schmerzen und dem Befinden wiederholen sich bei
verschiedenen Körperteilen, daher betrachten Sie die Dialoge als
Beispiele und setzen Sie die entsprechende Körperstelle ein.
*Otázky k bolestiam alebo osobným pocitom sa opakujú pri rôz-
nych častiach tela, z tohto dôvodu považujte tieto dialógy ako prí-
klady a v prípade bolesti iných častí tela, dosaďte v dialógu bolestivú
časť tela.*

Často sa vyskytujúce ochorenia

6.3   Häufige Erkrankungen – Často sa vyskytujúce ochorenia

■■   **Verschiedenes – Rôzne**

die Blindheit	slepota
das Dekubitalgeschwür	vred z preležaniny
der Diabetes/die Zucker-krankheit	cukrovka
die Krampfadern	kŕčové žily
der Krebs	rakovina
die Multiple Sklerose/MS	skleróza multiplex
die Schwerhörigkeit	problémy so sluchom/slabnutie sluchu

Prechladnutie

6.3.1   Erkältungskrankheiten – Prechladnutie

der Husten	kašeľ
die Halsschmerzen	bolesti hrdla
der Schnupfen	zapchatý nos (◻ Abb. 6.1)

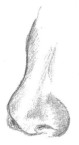

◻ **Abb. 6.1** Nase – nos

■■   **Dialog**

━ Ich bin erkältet / ich habe eine Erkältung. –
Som prechladnutý. Mám nádchu.

━ Ich habe Schüttelfrost. Mir ist mal warm, mal kalt. –
Mám zimnicu. Raz mi je teplo, raz mi je zima.

━ Ich schwitze sehr. –
Veľmi sa potím.

━ Ich mache/gebe Ihnen einen Tee. –
Urobím/podám Vám čaj.

━ Hier sind die Taschentücher/Tempos. –
Tu máte hygienické vreckovky.

━ Bitte nehmen Sie ein Hustenbonbon. –
Prosím vezmite si cukrík na kašeľ.

━ Ich hole Ihnen etwas aus der Apotheke. –
Prinesiem Vám niečo z lekárne.

━ Möchten Sie eine Tablette? –
Chcete tabletku?

━ Ja, bitte. – *Áno, prosím.*

━ Ich löse sie in Wasser auf. –
Rozpustím ju vo vode.

— Bitte trinken Sie das. –
Prosím vypite to.
— Sie sollten so viel wie möglich trinken. Hier steht Ihr
Wasser. –
Mali by ste vypiť čo najviac tekutín. Tu máte pohár vody.
— Ich werde Ihre Körpertemperatur unter dem Arm messen. –
Zmeriam Vám teplotu pod pazuchou.
— Bitte bleiben Sie ruhig und halten Sie das Thermometer
unter der Achsel fest. –
Prosím Vás buďte pokojný a držte si teplomer pod pazuchou.
— So, es ist vorbei, bitte heben Sie Ihren Arm, damit ich das
Thermometer ablesen kann. –
*Tak, čas už uplynul, zdvihnite rameno, aby som sa mohla
pozrieť na teplomer.*
— Ich werde Ihre Körpertemperatur im Liegen im Po messen. –
Zmeriam Vám teplotu po ležiačky análne.
— Bitte legen Sie sich auf die Seite und bleiben Sie ruhig. Jetzt
werde ich das Thermometer einführen. –
*Prosím ľahnite si na bok a buďte v pokoji. Teraz Vám zave-
diem teplomer.*
— So, es ist vorbei, Sie können sich auf den Rücken drehen.
Ich ordne noch Ihre Kleidung. So können Sie gut liegen. –
*Hotovo, teraz si môžete opäť ľahnúť na chrbát. Usteliem
Vám ešte posteľ. Tak teraz môžete pohodlne ležať.*

6.3.2 Erkrankungen der Atemwege – Choroby dýchacieho ústrojenstva

Choroby dýchacieho ústro-
jenstva

das Asthma	*astma*
die Bronchitis	*zápal priedušiek*
die COPD/chronisch obstruktive Atemwegserkrankung	*chronická obštruktívna choroba pľúc*
die Lungenentzündung	*zápal pľúc (■ Abb. 6.2)*

Bei Erkrankungen der Atemwege werden oft zur Unterstützung
der Atmung Inhalatoren verwendet. Auch hier ist die Hygiene sehr
wichtig. Vor dem ersten Einsatz eines Inhalators lassen Sie sich die
Bedienung durch den Arzt oder eine Krankenschwester erklären
und beachten Sie die Anweisungen genau. Meistens hat jedes Me-
dikament einen eigenen Inhalator, den Sie zuerst erkunden und
ausprobieren müssen.

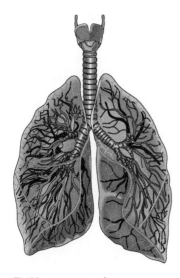

Abb. 6.2 Lunge – *pľúca*.
(Aus Spornitz 2010)

Pri chorobách dýchacieho ústrojenstva sa často podporne používajú inhalátory. Aj tu je veľmi dôležité dbať na hygienu. Pred prvým použitím inhalátora konzultujte lekára alebo zdravotnú sestru ohľadne jeho používania a dbajte na presné dodržiavanie ich pokynov. Väčšina liekov má vlastný inhalátor, ktorý treba pred prvým použitím vyskúšať.

■ ■   Dialog

— Ich bekomme keine Luft. –
Nedá sa mi dýchať.

— Ich kann schlecht atmen. –
Zle sa mi dýcha.

— Hier ist Ihr Inhalator. Brauchen Sie Hilfe? –
Tu je Váš inhalátor. Potrebujete pomoc?

— Bitte, das ist Ihr Medikament. –
Prosím, tu je Váš liek.

— Bitte versuchen Sie, ruhig zu atmen und sich zu beruhigen. –
Pokúste sa prosím pokojne dýchať a upokojiť.

— Leider müssen Sie heute im Bett bleiben. –
Žiaľ musíte zostať ležať v posteli.

Srdcovo-cievne choroby

6.3.3   Erkrankungen des Herz-Kreislauf-Systems – Srdcovo-cievne choroby

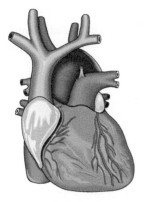

Abb. 6.3 Herz – *srdce*.
(Aus Spornitz 2010)

der Bluthochdruck/die Hypertonie	vysoký krvný tlak/hypertónia
niedriger Blutdruck/Hypotonie	nízky krvný tlak/hypotónia
die Herzinsuffizienz	nedokrvovanie srdca
der Herzinfarkt	srdcový infarkt
die Herzrhythmusstörungen	poruchy rytmu srdca
der Herzschrittmacher	bajpas (■ Abb. 6.3)

Erkrankungen des Herzkreislaufsystems treten sehr oft bei älteren Patienten auf. Es bedeutet, dass der Betreute eine Dauermedikation braucht. Die Blutdrucktabletten müssen immer zu fast gleicher Zeit eingenommen werden. Ein Auslassen einer Tablette / der Tabletten kann zu Blutdruckschwankungen führen und einen gefährlichen Schlaganfall oder Herzinfarkt auslösen.

Srdcovo-cievne ochorenia sa často vyskytujú u pacientov vo vyššom veku. To znamená, že Vaša opatrovaná osoba potrebuje dlhodobú liečbu liekmi. Tablety na reguláciu krvného tlaku sa berú skoro vždy v rovnaký čas. Vynechanie už len jednej tablety môže spôsobiť výkyvy krvného tlaku a vyvolať nebezpečie porážky alebo srdcového infarktu.

■■ **Dialog**

▬ Ich habe Herzklopfen. –
  Mám búšenie srdca.

  ▬ Jetzt werden wir Ihren Blutdruck messen. –
    Teraz Vám zmeriam tlak.

  ▬ Es ist wieder Zeit, Ihren Blutdruck zu messen. –
    Je čas na meranie krvného tlaku.

  ▬ Bleiben Sie entspannt liegen / setzen Sie sich und legen Sie den Arm auf den Tisch. –
    Ostaňte pokojne ležať/ sadnite si a položte Vaše rameno na stôl.

  ▬ Ich schiebe den Ärmel nach oben und lege die Manschette an. –
    Vyhrniem Vám rukáv a zapnem Vám meraciu manžetu.

  ▬ Ihr Blutdruck ist 120/80 mm/Hg. Das ist normal. –
    Máte krvný tlak 120/80. To je normálny krvný tlak.

  ▬ Ihr Blutdruck ist zu hoch. Ich gebe Ihnen die vom Arzt für solche Fälle verordnete Tablette. –
    Váš krvný tlak je príliš vysoký. Dám Vám tabletku, ktorú Vám lekár predpísal pre tento prípad.

  ▬ Ihr Blutdruck ist zu niedrig. Ich gebe Ihnen Wasser. Bitte trinken Sie das und legen Sie Ihre Beine hoch. –
    Váš krvný tlak je príliš nízky. Podám Vám pohár vody. Prosím Vás vypite vodu a vyložte si nohy hore.

  ▬ Anschließend können wir uns ein wenig bewegen. –
    Potom sa trochu rozhýbeme.

  ▬ Bitte lassen Sie mich Ihren Puls messen. –
    Nechajte ma prosím zmerať Vám tep.

❯ **Ein Schlaganfall muss sofort behandelt werden, sonst bleiben Dauerschäden wie Lähmungen, Sprachstörungen und Verwirrtheit. Schlimmstenfalls kann der Patient sterben.**
  Mozgová porážka sa musí okamžite liečiť, v inom prípade môže dôjsť k trvalým následkom ako ochrnutiu, poruche reči alebo zmätenosti. V najhoršom prípade môže pacient umrieť.

Falls Sie bei Ihrem Schützling folgende Symptome bemerken: plötzlicher Schwindel, starke Kopfschmerzen, plötzliche Verwirrtheit, Sprachstörungen, Desorientierung, Bewusstlosigkeit, Unfähigkeit, beide Hände hochzuheben, abfallende Mundwinkel (vor allem einseitig), Unfähigkeit, einen Satz zu wiederholen oder überhaupt zu sprechen: **Rufen Sie sofort den Notdienst an!** Bei einem Schlaganfall zählt jede Minute für den Erhalt der wichtigen Körperfunktionen.

Ak zbadáte nasledovné symptómy u Vašej opatrovanej osoby, ***okamžite volajte záchranku!*** *: náhla mdloba, pocit nevoľnosti, silná bolesť hlavy, náhla pomätenosť, poruchy reči, dezorientácia, nevedomosť, nemožnosť zdvihnutia rúk nahor, opadnuté kútiky úst (najmä jednostranne), nemožnosť zopakovať jednu celú vetu alebo neschopnosť niečo povedať. Každá minúta hrá pri mozgovej porážke rozhodujúcu úlohu pri zachovaní dôležitých telesných funkcií.*

Choroby tráviaceho traktu

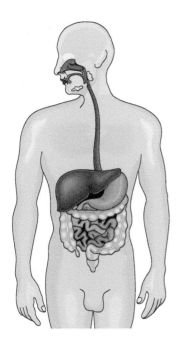

◻ **Abb. 6.4** Verdauungstrakt – *Tráviaci trakt*. (Aus Spornitz 2010)

6.3.4   Erkrankungen des Verdauungstraktes – Choroby tráviaceho traktu

der Durchfall	*hnačka*
das Magengeschwür	*nádor žalúdka*
die Magenschmerzen	*žalúdočné bolesti*
die Probleme mit der Speiseröhre	*problémy s pažerákom*
das Stoma	*prieduch*
die Verstopfung	*zápcha* (◻ Abb. 6.4)

▪▪   **Dialog**

▬ Ich habe Magenschmerzen. –
Bolí ma žalúdok.

 ▬ Ist Ihnen auch schlecht? –
 Je Vám aj nevoľno?

 ▬ Müssen Sie sich übergeben? –
 Musíte zvracať?

▬ Nein. – *Nie.*

 ▬ Ich werde Ihnen Ihre Tabletten geben / einen Tee machen. –
 Dám Vám tabletku / urobím Vám čaj.

▬ Ja. – *Áno.*

 ▬ Ich bringe Ihnen eine Schüssel und ein Handtuch. –
 Prinesiem Vám misku a uterák.

 ▬ Brauchen Sie noch etwas? –
 Potrebujete ešte niečo?

▬ Ich habe Verstopfung. –
Mám zápchu.

═ Wann hatten Sie das letzte Mal Stuhlgang? –
  Kedy ste mali naposledy stolicu?

═ Möchten Sie ein Zäpfchen / ein Miniklistier? –
  Chcete čípok/miniklistír?

═ Brauchen Sie dabei meine Hilfe? –
  Potrebujete moju pomoc?

═ Ich werde für die nächsten Tage Ihre Ernährung umstellen. –
  V najbližších dňoch budeme viac dbať na Vaše stravovanie.

═ Ich habe Durchfall. –
Mám hnačku.

═ Ist es tatsächlich Durchfall oder nur ein lockerer Stuhl-
  gang? –
  Je to naozaj hnačka alebo iba riedka stolica?

═ Es ist Durchfall. – *Je to hnačka.*

═ Haben Sie auch Bauchschmerzen? –
  Máte aj bolesti brucha?

═ Ja. – *Áno.*

═ Ich bringe Ihnen Zwieback/Salzstangen und schwarzen
  Tee/Cola. –
  Prinesiem Vám susháre/tyčinky alebo čierny čaj/ kolu.

═ Haben Sie sich verschmutzt? – *Pošpinili ste sa?*

═ Ja. – *Áno.*

═ Nicht so schlimm. Ich helfe Ihnen, sich sauber zu machen
  und frische Wäsche anzuziehen. –
  To nevadí. Pomôžem Vám sa umyť a obliecť čisté oblečenie.

═ Nein. – *Nie.*

═ Gut. Hoffentlich geht es Ihnen bald besser. Vorsichtshal-
  ber werde ich in den nächsten Tagen besonders auf Ihre
  Ernährung achten. –
  *Dobre. Dúfam, že sa Vám čoskoro uľaví. Pre istotu budem v
  najbližších dňoch obzvlášť dbať na Vaše stravovanie.*

Ochorenia obličiek a močového mechúra

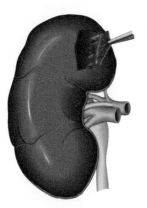

◘ Abb. 6.5 Nieren – *obličky*. (Aus Spornitz 2010)

6.3.5   Erkrankungen der Nieren und der Blase – Ochorenia obličiek a močového mechúra

die Blasenentzündung	*zápal močového mechúra*
der Dauerkatheter	*. trvalý vývod*
die Inkontinenz	*inkontinencia/unikanie moču*
die Niereninsuffizienz	*isuficiencia obličiek*
die Nierenkolik	*kolika obličiek (◘ Abb. 6.5)*

▪▪ Dialog

So, jetzt werde ich Ihre Windel wechseln. – *Tak, teraz Vám vymením plienku.*

Bitte legen Sie sich hin. – *Prosím ľahnite si.*

Bitte heben Sie Ihr Becken an. – *Prosím zdvihnite Vašu panvu.*

Bitte nehmen Sie Ihre Beine auseinander. – *Prosím roztiahnite nohy.*

Richten Sie sich bitte auf. – *Sadnite si rovno.*

Geschafft. Möchten Sie jetzt aufstehen oder noch kurz liegen bleiben? – *Hotovo. Chcete vstať alebo ešte ostať chvíľku ležať?*

Ich möchte noch liegen bleiben. – *Chcem ešte ostať ležať.*

Gut, ich werde Sie zudecken, damit Sie nicht frieren. – *Dobre, prikryjem Vás, aby Vám nebola zima.*

Sollten Sie einschlafen, wecke ich Sie zum Essen auf. – *Ak zaspíte, zobudím Vás na jedenie.*

Inkontinenz ist ein Begriff zur Bezeichnung der Unfähigkeit zur Entleerungskontrolle. Der Patient kann Urin und/oder Stuhl nicht bewusst zurückhalten und somit den Zeitpunkt der Entleerung nicht selbst bestimmen. Die Beschwerden weisen unterschiedliche Schweregrade auf. Besonders mobile Personen leiden unter den Auswirkungen, wie Unsicherheit, Angst vor Verschmutzung oder unangenehmem Geruch.

In der Frühphase vermeiden es die betroffenen Personen, darüber zu reden. Sollten Sie des Öfteren verschmutzte Kleidung bemerken, sprechen Sie dieses Thema sehr behutsam an. Es gibt einige Hilfsmittel, die vom Arzt verordnet werden. Lassen Sie sich dann auch in entsprechenden Sanitätsgeschäften informieren.

Inkontinencia je pojem na opísanie nemožnosti kontroly močenia. Pacient nedokáže vedome udržať moč alebo stolicu, čo znamená, že nevie kontrolovať svoje vyprázdňovanie. Tieto ťažkosti môžu mať rôzny stupeň. Obzvlášť mobilní ľudia trpia dôsledkami inkontinencie, sú neistí, majú strach zo špinenia alebo nepríjemného zápachu.

V počiatočnej fáze inkontinecie sa pacienti vyhýbajú rozhovorom o tejto téme. Ak častejšie zbadáte špinavú bielizeň, skúste sa na túto tému opatrne opýtať. Existuje veľa liečebných pomôcok, ktoré môže lekár pacientovi predpísať. Taktiež sa môžte informovať v špecializovaných predajniach so zdravotnými pomôckami.

6.3.6 Erkrankungen des Skeletts, der Knochen und des Muskelapparates – Ochorenia kostry, kostí a svalového aparátu

Ochorenia kostry, kostí a svalového aparátu.

die Arthrose		artróza	
Brüche:		zlomeniny:	
	der Beinbruch		zlomenina nohy
	Bruch des Oberschenkels		zlomenina stehennej kosti
	Oberschenkelhalsbruch		zlomenina krčku stehennej kosti
	Armbruch		zlomenina ramena
die Gelenkschmerzen		bolesti kĺbov	
die Muskelschmerzen		bolesti svalov	
die Osteoporose		osteoporóza	
das Rheuma		reuma	

■■ **Dialog**

▬ Ich kann mich nicht/kaum bewegen. –
Nedá sa mi / skoro vôbec hýbať.

▬ Ich habe schreckliche Gelenkschmerzen. –
Mám neznesiteľné bolesti kĺbov.

▬ Ich habe Muskelschmerzen. –
Bolia ma svaly.

▬ Jede Bewegung tut mir weh. –
Každý pohyb ma bolí.

▬ Ich habe Rückenschmerzen / mein Rücken tut mir weh. –
Mám bolesti chrbta / bolí ma chrbát.

- Das tut mir für Sie leid, versuchen Sie aber trotzdem, sich ein wenig zu bewegen. Das ist wichtig, damit Sie nicht steif werden. –
Je mi to ľúto, ale skúste sa napriek tomu trochu hýbať. Je dôležité, aby ste nestuhli.
- Hier sind Ihre Krücken. –
Tu sú Vaše barle.
- Hier ist Ihr Rollator. –
Tu je Váš rolátor / chodítko.
- Ich helfe Ihnen in den Rollstuhl. –
Pomôžem Vám do Vášho invalidného vozíčka.
- Ich werde Sie am Arm führen. –
Budem Vás podopierať pod ramenom.

❯ **Beachten Sie bitte das nicht zu unterschätzende Risiko eines Sturzes.**
Nepodceňujte riziko pádu.

Es gehört zu Ihren Aufgaben, darauf zu achten, dass eine Sturz-gefahr ausgeschlossen oder möglichst gering gehalten wird. Vermeiden Sie z. B. rutschende Teppiche/Brücken, aufstehende Teppichkanten, hohe Türschwellen, am Boden liegende Gegenstände, Telefon- und Lampenkabel, schlechte Beleuchtung, zu lange Kleidung oder falsche Hausschuhe. Bemerken Sie bei dem Betreuten Unsicherheit in der Balance, beim Gehen oder Aufstehen, bestehen Sie darauf, zu helfen. Kann Ihr Betreuter schlecht sehen oder wissen Sie von vorausgegangenen Stürzen, seien Sie doppelt aufmerksam. Jeder Sturz kann zu Knochenbrüchen und Schmerzen führen sowie eine noch stärkere Unselbständigkeit der Person hervorrufen.

Patrí k Vašim úlohám dbať na to, aby ste vylúčili alebo minimalizovali riziko pádu. Vyhýbajte sa napríklad šmykľavým kobercom/ mostom, odstávajúcim rohom kobercov, vysokým dverným prahom, na zemi ležiacim predmetom, telefónnym- a lampovým káblom, slabému osvetleniu, príliš dlhému oblečeniu alebo nevhodnej domácej obuvy. Ak zbadáte u Vašej opatrovanej osoby neistotu v rovnováhe, pri chôdzi alebo pri vstávaní, trvajte na Vašej pomoci. Ak Vaša opatrovaná osoba zle vidí alebo viete o jej minulých pádoch, zvýšte Vašu pozornosť. Každý pád môže spôsobiť zlomeniny kostí alebo bolesti ako aj vyvolať nesamostatnosť opatrovanej osoby.

6.3.7 Neurologische Erkrankungen – Choroby nervového pôvodu

Choroby nervového pôvodu

der Alzheimer	alzheimer
die Altersdemenz	starecká demencia
die Demenz	demencia
der Morbus Parkinson	Parkinsonova choroba (◘ Abb. 6.6)

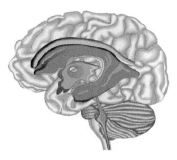

Bei neurologischen Erkrankungen wie Morbus Parkinson oder Morbus Alzheimer hängt der Zustand des Patienten vom Stadium der Erkrankung ab und kann von hilfsbedürftig bis pflegebedürftig reichen. Charakteristisch dabei ist die fortschreitende Minderung des Bewusstseins und des Erinnerungsvermögens. Symptome (Erscheinungen) von Morbus Parkinson sind meist ein Zittern der Hände, Steifheit und schleppender Gang. Bei Morbus Alzheimer und Altersdemenz steht der Verlust der Erinnerung im Vordergrund. Die Patienten wissen oft nicht, wie ein angefangener Satz enden sollte, und erkennen bekannte Personen nicht mehr. Die Pflege solcher Patienten erfordert viel Geduld und Verständnis, denn ihr Verhalten entspricht oft dem Verhalten eines Kindes.

◘ **Abb. 6.6** Gehirn – *mozog.* (Aus Spornitz 2010)

Pri neurologických ochoreniach ako Parkinsonovej chorobe alebo Alzheimerovi závisí stav pacienta od štádia jeho ochorenia a siaha od štádia byť odkázaný na pomoc až po nevyhnutnosť opatery. Charakteristickým znakom je pokračujúce znižovanie vedomia a strata pamäte. Symptómy Parkinsonovej choroby sú trasúce sa ruky, tuhnutie a ťažkopádna chôdza. Pri Alzheimerovej chorobe a demencii je prvoradá strata pamäte. Pacienti väčšinou nevedia, ako sa končí veta, ktorú začali a nevedia rozpoznať im dovtedy známe osoby. Opatrovanie týchto osôb si vyžaduje veľkú trpezlivosť a porozumenie, nakoľko ich správanie často zodpovedá správaniu dieťaťa.

■■ **Dialog**

▬ Wer sind Sie überhaupt? –
Kto vôbec ste?

▬ Ich kenne Sie gar nicht. –
Ja Vás vôbec nepoznám.

▬ Ich bin Ihre Pflegerin. Machen Sie sich keine Sorgen, alles ist in Ordnung. –
Ja som Vaša opatrovateľka. Nerobte si starosti, všetko je v poriadku.

6.3.8   Schlafstörungen – Poruchy spánku

■■   **Dialog**

▬ Ich kann nicht einschlafen. –
Nemôžem zaspať.

   ▬ Das tut mir aber leid. Was wollen wir tun? –
To mi je ľúto. Čo budeme robiť?

   ▬ Möchten Sie aufstehen? –
Chcete vstať?

▬ Nein, ich bleibe liegen. –
Nie, ostanem ležať.

   ▬ Dann kann ich Ihnen etwas vorlesen. –
Môžem Vám niečo prečítať.

   ▬ Ich habe eine Zeitung/Zeitschrift oder ein Buch. –
Mám tu noviny/časopis alebo knihu.

▬ Lesen Sie aus dem Buch vor. –
Prosím čítajte mi nahlas z knihy.

   ▬ Gerne. Legen Sie sich zurück und ich lese. –
Rada. Oprite sa a ja Vám budem čítať.

   ▬ Möchten Sie liegen bleiben? –
Chcete ostať ležať?

▬ Nein, ich möchte aufstehen. –
Nie, chcem vstať.

   ▬ Gut. Hier sind Ihre Hausschuhe. –
Dobre. Tu sú Vaše papuče.

   ▬ Ich setze Sie in den Sessel. –
Posadím Vás do kresla.

   ▬ Möchten Sie Musik hören? –
Chcete počúvať hudbu?

> ❯ **Achten Sie bitte darauf, dass Personen mit Schlafstörungen so kurz wie möglich tagsüber schlafen. Eine Mittagsruhe ohne zu schlafen bringt Erholung und begünstigt die Nachtruhe.**
> *Dbajte na to, aby osoby, ktoré majú poruchy spánku cez deň spali čo najmenej. Poludňajší odpočinok bez spánku pomáha regenerácii a zvýhodňuje nočný pokoj.*

Schlafstörungen sind bei älteren Personen normal.

Einschlafstörungen: Hier helfen Einschlafrituale, z. B. immer gleiche Zeit des Zubettgehens, Getränk vorm Einschlafen, angenehme Bettwäsche.

Durchschlafstörungen: Beim nächtlichen Aufwachen sollte der Betreute (wenn der Zustand es erlaubt) aufstehen, kurz ruhig beschäftigt werden und beim ersten Anflug von Müdigkeit sich wieder hinlegen und schlafen.

Frühes Aufwachen: Dies kann man mit Verdunkelung des Zimmers durch Rollläden und Vorhänge sowie Dämpfung der Geräusche hinauszögern. Wenn die Person jedoch wach ist, sollte sie gleich aufstehen und den Tag im üblichen Rhythmus verbringen.

Problémy so spánkom sa normálne objavujú u starších ľudí.

Problémy so zaspávaním: V tomto prípade pomáhajú zaspávacie rituály ako napr. chodiť spať v rovnaký čas, nápoj pred spaním a pohodlné prádlo na spanie.

Problémy s prespaním celej noci: v tomto prípade by mala opatrovaná osoba vstať (pokiaľ to jej zdravotný stav dovoľuje) a trochu sa rozptýliť. Pri prvom náznaku únavy by ste ju mali uložiť znovu spať.

Včasné prebúdzanie: tento problém je možné zlepšiť stmavením prostredia, kde opatrovaná osoba spí, napríklad tmavými žalúziami alebo závesmi ako aj znížením hluku v spálni. Ak sa opatrovaná osoba napriek Vašim opatreniam zobudí, mala by normálne vstať a pokračovať v normálnom rytme svojho dňa.

6.3.9 Hauterkrankungen – Kožné choroby

Kožné choroby

das Geschwür	*vred*
der Hautausschlag	*kožné vyrážky*
der Hautpilz	*pleseň*
der Herpes	*herpes/opar*
die Pusteln	*pupenec*
die Schuppenflechte	*psoriáza/lupienka*

■■ **Dialog**

━ Meine Haut juckt. –
Svrbí ma koža.

━ Ich habe einen Hautausschlag. –
Mám kožné vyrážky.

 ━ Lassen Sie mich das sehen. Sieht gar nicht so schlimm aus / sieht nicht gut aus. –
 Dovoľte mi pozrieť sa na to. Nevyzerá to vôbec zle/ vyzerá to zle.

 ━ Wir zeigen das dem Hautarzt. –
 Ukážeme to kožnému lekárovi.

━ Ich habe eine schmerzende Stelle an der Lippe. –
Mám bolestivé miesto na pere.

6

◼ Das kann Herpes sein. Ich tupfe gleich eine Creme darauf. –
Môže to byť herpes. Dám Vám na to mastičku.

❯ **Sollte Ihr Betreuter bettlägerig sein, müssen Sie unbedingt
auf die Früherkennung und Vermeidung von Dekubitus
achten.**
*Ak Vaša opatrovaná osoba leží na lôžku, musíte dbať na
včasné rozpoznanie a vyhýbanie sa vzniku preležanín.*

Dekubitus (Druckgeschwür) ist eine durch anhaltenden Druck
entstehende Gewebeschädigung. Durch langes Liegen oder Sitzen
in gleicher Position wird an den Druckstellen die Blutzirkulation
gestört und das Gewebe wird nicht ausreichend mit Blut versorgt.
Daraus resultieren sehr schlecht heilende Geschwüre und Wunden.
Besonders gefährdete Stellen sind:
◼ In der Rückenlage: Hinterkopf, Schulterblätter, Wirbelsäule,
Ellenbogen, Beckenkamm, Kreuzbein, Sitzbein, Fersen,
Zehen.
◼ In der Seitenlage: Ohr, Schulterhöhe, Ellenbogen, Becken-
kamm, Knie, Fußaußenseite.

*Preležaniny sú výsledkom poškodenia kožného tkaniva v dôsledku
trvajúceho tlaku. Dlhým ležaním alebo sedením v rovnakej pozícii
na určitých miestach nedochádza k prekrveniu tkaniva. V dôsledku
toho vznikajú zle sa hojace opuchy a rany. Obzvlášť ohrozené sú
časti tela:*
◼ *pri ležaní na chrbte: záhlavie, lopatky, chrbtica, lakte, hrebeň
panvovej kosti, krížová kosť, sedacia kosť, päty, prsty na nohách*
◼ *pri bočnej polohe: uši, horná časť ramien, lakte, hrebeň panvo-
vej kosti, kolená, bočná časť chodidla*

Es gibt eine einfache Methode, um die Blutzirkulation zu überprü-
fen: Sie drücken mit dem Finger auf die gefährdete Stelle. Durch
den Druck entsteht eine weiße Verfärbung, die normalerweise
gleich wieder verschwindet – die Haut sieht wie vorher aus. Sollte
das nicht passieren, müssen Sie für eine sofortige Druckentlastung
(Umdrehen, Anti-Dekubitus-Hilfsmittel unterlegen) sorgen.

*Existuje jednoduchá metóda, ako skontrolovať prekrvenie tka-
niva: Potlačte prstom na ohrozené miesto. Tlakom prsta vznikne na
mieste biele zafarbenie, ktoré za normálnych okolností opäť zmizne
– koža vyzerá ako predtým. Ak tomu tak však nie je, musíte dbať na
odľahčenie tlaku (otočenie, podkladanie anti-preležaninových-po-
môcok).*

6.4 Medizinische Geräte und Pflegeausstattung – Lekárske prístroje a vybavenie na opateru

Pflegepatienten bekommen oft einige Medikamente, die Einfluss auf Zuckerwerte, Höhe des Blutdrucks oder des Gewichts haben. Um die Wirksamkeit der Medikamente festzustellen oder die richtige Dosis zu finden, wird oft eine Messung des Blutzuckerspiegels, des Blutdrucks oder des Körpergewichts benötigt. Klären Sie mit dem Hausarzt oder den verantwortlichen Personen, welche dieser Messungen Sie durchführen sollen und für welche ein entsprechendes Pflegepersonal zuständig ist.

Die einfachsten Messungen, die keine Vorkenntnisse erfordern, sind Wiegen, Messung des Bauchumfangs und Blutdruckmessen. Lassen Sie sich die Geräte vorführen und die Bedienung erklären. Achten Sie darauf, diese Messungen zu immer gleichen und vorab bestimmten Zeiten durchzuführen und die Ergebnisse sorgfältig aufzuschreiben. So können Sie dem Arzt, aber auch sich selbst die Arbeit erleichtern.

Opatrovaní pacienti často berú veľa liekov, ktoré majú vplyv na ich hodnoty cukru v krvi, výšku krvného tlaku alebo váhu. Aby sa dala pacientovi predpísať správna dávka určitého lieku, je niekedy potrebné pravidelne merať hladinu cukru v krvi, krvný tlak alebo váhu. Dohodnite sa so všeobecným lekárom alebo rodinou opatrovanej osoby, ktoré z týchto meraní budete mať na starosti vy a ktoré merania robí zdravotní personál.

Najjednoduchšie merania, ktoré nevyžadujú špeciálne vedomosti, sú váženie, meranie obvodu pása a meranie krvného tlaku. Dbajte na to, aby tieto merania a váženia prebiehali vždy v rovnakom čase. Výsledky meraní si starostlivo zapisujte. Len tak môžete lekárovi aj sebe spoľahlivo uľahčiť prácu.

- **Pflegehilfsmittel zur Erleichterung der Pflege –** *Pomôcky na uľahčenie opatrovania*

das Pflegebett	*opatrovacie lôžko*
das Pflegebettzubehör	*príslušenstvo opatrovacieho lôžka*
die Bettverlängerung, Bettverkürzung	*predĺženie / skrátenie lôžka*
der Krankenaufrichter	*vzpriamovač*
die Aufrichtehilfe	*pomôcka na vyrovnanie*
die Aufstehhilfe	*pomôcka na vstávanie*
das Lagerungskissen	*ortopedická poduška na zmeny pozícií*

die Seitengitter	*bezpečnostné postranné zábradlie*
die Rückenstütze	*podpera na chrbát*
der Pflegebett-Tisch	*prilôžkový rehabilitačný stolík*
der Pflegeliegestuhl	*lôžkové kreslo*
das Hebegerät	*zdvíhacie zariadenie*
der Knietisch	*stolík na kľačanie*

- **Pflegehilfsmittel zur Körperpflege/Hygiene** – *Opatrovacie pomôcky na telesnú starostlivosť/hygienu*

die Bettschutzeinlage	*podložka na matrac*
der Badewannenlift	*zdvíhač do vane*
der Toilettenstuhl	*toaletné kreslo*
die Bettdusche	*lôžková sprcha*
die Bettpfanne	*lôžková misa*
die Urinflasche	*fľaša na moč*
der Urinflaschenhalter	*držiak na fľašu na moč*

- **Pflegehilfsmittel zur selbständigeren Lebensführung/ Mobilität** – *Opatrovacie pomôcky na samostatnejšie vedenie života / mobilitu*

das Hausnotrufsystem	*alarmový domáci systém*
der Gehwagen / der Rollator	*chodítko / rolátor*
der Rollstuhl	*invalidný vozík*
die Krücke	*barla*
der Gehstock	*vychádzková palica*

- **Pflegehilfsmittel zur Linderung von Beschwerden** – *Pomôcky na zmiernenie ťažkostí*

die Lagerungsrolle	*ortopedická poduška - valec*
die Auflage gegen Dekubitus	*poduška na predchádzanie preležanín*

- **Pflegehilfsmittel zum Verbrauch**– *Spotrebné opatrovacie pomôcky*

das Desinfektionsmittel	*dezinfekčné prostriedky*
die Fingerlinge	*gumové náprstky*

die Hand-/Hautschutzcreme	krém na ruky / ochranný krém
das Inkontinenzmaterial	hygienické potreby v prípade inkontinencie
die Latexhandschuhe/Einmal-handschuhe	latexové rukavice / jednorázové rukavice
der Mundschutz	rúško na ústa
die saugende Bettschutzeinlage zum Einmalgebrauch	jednorázové prestieradlo z buničiny/vaty
die Schutzbekleidung	ochranné oblečenie
die Schutzschürze	ochranná zástera

■ **Sonstige Hilfsmittel – *Rôzne pomôcky***

das Blutdruckmessgerät	zariadenie na merania krvného tlaku
die Digitalkamera zur Wund-dokumentation	digitálny fotoaparát na dokumentáciu rán
die Körperwaage	váha
der Eisbeutel	sáčky na ľadové kocky
das Thermometer	teplomer
das Verbandset mit Schere	obväzový materiál s nožnicami
das Wärmekissen	ohrievací vankúš
die Brille	okuliare
das Hörgerät	naslúchadlo
die Zahnprothese	zubná protéza

■■ **Dialog**

— Ich möchte lesen, bitte geben Sie mir meine Brille. – *Chcem si čítat, podáte mi prosím moje okuliare?*

 — Ja, hier ist sie. Ich nehme sie aus dem Futteral/Etui heraus. – *Áno, nech sa páči. Vyberiem Vám ich z púzdra.*

 — Ich putze noch schnell die Gläser. – *Ešte Vám rýchlo vyleštím sklíčka.*

 — Der Bügel ist abgebrochen, ich muss die Brille zum Opti-ker bringen. – *Zlomil sa Vám rámik na okuliaroch, musím ich odniesť do optiky.*

 — Gut, dass wir eine Reservebrille haben. – *Dobre, že máme rezervné okuliare.*

▬ Ich kann trotz der Brille nicht gut lesen. –
Napriek okuliarom neviem dobre čítať.
▬ Dann gehen wir demnächst zum Augenarzt. –
V najbližšom čase musíme teda navštíviť očného lekára.
▬ Soll ich vorlesen? –
Mám Vám čítať?

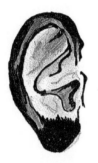

6

■ **Hörgeräte –** *Naslúchadlo / sluchový aparát*
Ein Hörgerät muss fachgerecht aufbewahrt und täglich gereinigt
werden. Lassen Sie sich entsprechend einweisen.
Naslúchadlo sa musí odborne uschovávať a denne čistiť. Nechajte
sa odborne zaučiť. (◼ Abb. 6.7)

■ ■ **Dialog**
▬ Ich höre Sie schlecht. –
Zle Vás počujem.
▬ Haben Sie Ihr Hörgerät eingesetzt? –
Založili ste si naslúchadlo?
▬ Ja, aber es funktioniert nicht / ich höre Sie trotzdem nicht. –
Áno, ale nefunguje / napriek tomu Vás nepočujem.
▬ Lassen Sie mich das überprüfen. –
Nechajte ma pozrieť sa nato.
▬ Versuchen wir nochmals, es einzusetzen. Das Gerät war
nicht eingeschaltet. –
Skúste si ho znovu založiť. Naslúchadlo nebolo zapnuté.
▬ Ich vermute, die Batterie ist leer. Wo sind die Ersatzbatte-
rien? –
Predpokladám, že je slabá batéria. Kde máte rezervné
baterky?
▬ Weiß ich nicht / die sind ausgegangen. –
Neviem / už žiadne baterky nemáme.
▬ Ich hole beim Akustiker neue Batterien. –
Prinesiem od akustika nové baterky.

◼ Abb. 6.7 Ohr – *ucho*

■ **Heilmittel –** *Liečebné metódy*

die Bewegungstherapie	*pohybová terapia*
die Elektrotherapie	*elektroterapia*
die Massage	*masáž*
die Stimm- und Sprechtherapie	*terapia hlasom a hovorová terapia*
die Ergotherapie	*ergoterapia*

die motorisch-funktionelle Behandlung	*motoricko-funkčná terapia*
das Hirnleistungstraining	*cvičenie práce mozgu*
die physikalische Therapie	*fyzikálna terapia*
die psychisch-funktionelle Behandlung	*fyzicko-funkčné liečenie*

6.5   Medikamente – Lieky

Lieky

Die meisten Medikamente, viele sonstige Heilmittel und Hilfsmittel müssen vom Arzt verordnet werden. Der Patient muss 10 % der Kosten des Medikaments/Heilmittels und 5–10 € je Verordnung bezahlen.

Väčšina liekov, iných liečebných prostriedkov ako aj liečebné pomôcky sú na lekársky predpis. Pacient si platí 10 % z ceny liekov / liečebných prostriedkov a 5–10 € za každý lekársky predpis.

Zu Ihren Aufgaben gehört wahrscheinlich auch die Verabreichung von Medikamenten. Dies soll genau nach Vorgaben des Arztes erfolgen. Um Sicherheit für Sie (richtiger Umgang mit Medikamenten und Kontrolle der eigenen Handlung) und für Ihren Betreuten zu gewährleisten und gleichzeitig für den Arzt Transparenz zu schaffen, besorgen Sie sich ein Heft und tragen Sie regelmäßig folgende Daten ein:

- Medikamentengabe mit genauer Uhrzeit,
- Dosierung und Art des Medikamentes,
- falls ein Medikament nicht eingenommen / nicht verabreicht werden kann, die Ursache und genaue Zeit der nötigen Einnahme.

Pravdepodobne bude k Vašim úloham patriť aj podávanie liekov. Pri podávaní liekov prísne postupujte podľa pokynov lekára. Pre Vašu istotu, správne zaobchádzanie s liekmi, a zodpovednosť voči Vašej opatrovanej osobe je dôležité si pravidelne do zošita zapisovať nasledovné údaje:

- *podávanie určitého lieku s presným údajom času,*
- *dávka a druh podaného lieku,*
- *ak sa liek nepodal alebo nebolo možné liek podať, zapíšte si presne príčinu a presný čas, kedy liek mal byť podaný.*
  (◘ Abb. 6.8)

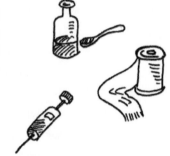

◘ **Abb. 6.8** Medikamente – *lieky*

■   **Applikationsformen –** *Aplikácia liekov*

oral / Anwendung über den Mund / schlucken		*ústne / podávanie cez ústa / prehĺtanie*
	die Brausetablette	*šumivá tableta*
	das Dragee	*dražé*
	die Kapsel	*kapsuly*
	die Lutschtablette / die Kautablette	*tabletka na cmúľanie*
	der Saft	*šťava*
	der Sirup	*sirup*
	die Tablette	*tabletka*
	die Tropfen	*kvapky*
dermal / auftragen auf die Haut / einreiben / eincremen		*kožne / natieranie na kožu / vtieranie / krémovanie*
	die Creme	*krém*
	das Gel	*gél*
	die Lotion	*emulzia, mlieko*
	das Pflaster	*náplasť*
	der Puder	*púder*
	die Salbe/Paste	*masť / pasta*
	das Spray	*sprej*
	die Tinktur	*tinktúra*
nasal / Anwendung über die Nase / eintropfen / inhalieren		*nosne / podávanie cez nos / kvapkanie / inháláciou*
	die Nasensalbe	*masť do nosa*
	das Nasenspray	*nosný sprej*
	die Nasentropfen	*kvapky do nosa*
rektal / einführen in den Anus		*rektálne/ podávanie cez análny otvor*
	der Einlauf	*klystír*
	das Klistier	*klystír*
	das Zäpfchen	*čípok*
intravenös / in die Vene		*intravenózne / do žily*
intramuskulär / in den Muskel		*do svalov*
subkutan / unter die Haut		*podkožne*
	per Injektion / Spritze	*injekciou*

vaginal / einführen in die Scheide		vaginálne / do pošvy	
	die Creme		krém
	die Tablette		tabletka
	das Zäpfchen		čípok
ophthal / in das Auge/eintropfen		oftálne / do oka / nakvapkať	
	die Tropfen		kvapky
	die Salbe		masť

6.6　Arztbesuch – Návšteva u lekára

- **Versicherungskarte – *Kartička poistenca***

In Deutschland/Österreich legt man bei jedem Arztbesuch die Versicherungskarte vor.

V Nemecku/Rakúsku sa pri každej návšteve lekára predkladá kartička poistenca.

■■　**Dialog**

━ Wo ist Ihre Versicherungskarte? –
Kde je Vaša kartička poistenca?

　━ In der Schublade. – *V skrinke.*
　━ Im Geldbeutel. – *V peňaženke.*
　━ In meiner Tasche. – *V mojej taške / kabelke.*
　━ Ich weiß es nicht. – *Neviem kde je.*

━ Macht nichts, ich suche danach. –
Nevadí, pohľadám ju.

- **Vorbereitung auf den Arztbesuch – *Príprava na návštevu lekára***

■■　**Dialog**

━ Möchten Sie sich frisch machen? –
Chcete sa trochu osviežiť?

　━ Nein, danke. –
　Nie, ďakujem.
　━ Ja, ich möchte gerne noch duschen / gewaschen werden. –
　Chcem sa ísť predtým osprchovať / umyť.

━ Möchten Sie sich noch umziehen? –
Chcete sa prezliecť?

▬ Nein, danke. – *Nie, ďakujem.*

▬ Ja, bitte geben Sie mir frische Unterwäsche/Socken/Bluse/
Hemd/Hose. –
*Áno, prosím Vás dajte mi novú spodnú bielizeň / ponožky /
blúzku / košeľu / nohavice.*

▬ Sind wir fertig, haben wir alles? –
Ste hotový, máme všetko?

▬ Dann ziehen wir noch Schuhe und Jacke an. –
Tak ešte Vás obujem a oblečiem Vám vetrovku.

▬ Es regnet, wir brauchen einen Regenschirm. –
Vonku prší, potrebujeme dáždnik.

▬ Dann gehen wir. – *Tak ideme.*

■   **In der Praxis – *U lekára (v ordinácii)***

■ ■   **Dialog**

▬ Guten Tag, ich begleite Herrn X. –
Dobrý deň, som opatrovateľka pána X.

▬ Guten Tag, haben Sie heute einen Termin? –
Dobrý deň, máte dnes u nás termín?

▬ Nein. – *Nie.*

▬ Ja, um … Uhr. – *Áno, o … hodine.*

▬ Bitte nehmen Sie Platz im Wartezimmer / setzen Sie sich
ins Wartezimmer. –
Prosím sadnite si do čakárne.

▬ Wie geht es Herrn X? – *Ako sa má pán X?*

▬ Gut / nicht besonders / schlecht. –
Dobre / nie veľmi dobre / zle.

▬ Er hat … – *On má …*

▬ … Schmerzen im Bauch –
… *bolesti brucha*

▬ Wo genau? –
Kde presne?

▬ Hier. – *Tu.*

▬ Wann? – *Kedy?*

▬ Morgens / mittags / vor dem Essen / nach dem Essen.
Ráno / na obed / pred jedlom / po jedle.

▬ in den Beinen – *v nohách*

▬ in beiden Beinen – *v obidvoch nohách?*

▬ im linken Bein / im rechten Bein –
v ľavej nohe / v pravej nohe

▬ in der Wade – *v lýtku*

▬ im Fuß – *v chodidle*

▬ im Oberschenkel – *v stehne*

▬ in der Hüfte – *v boku*

- in der Brust – *v hrudnej oblasti*
  - Was für ein Schmerz ist es?
    Aká je to bolesť?
- stechend – *pichavá*
- drückend – *tlaková*
- beim Husten – *počas kašľa*
- ständig/ab und zu – *stála / raz za čas*
- … in den Gelenken – *v kĺboch*
- … Kopfschmerzen – … *bolí ho hlava*
- … hohen Blutdruck / niedrigen Blutdruck –
  … *má vysoký krvný tlak / nízky krvný tlak*
  - Wie hoch war der Blutdruck? – *Aký je jeho krvný tlak?*
  - Was haben Sie unternommen? –
    Ako ste zareagovala?
- Gar nichts. – *Vôbec som nereagovala.*
- Tabletten gegeben. – *Dala som mu tabletky.*
- Tropfen gegeben. – *Dala som mu kvapky.*
- Wasser gegeben. – *Dala som mu napiť vody.*
- Herrn X hingelegt. – *Pán X si ľahol.*
  - Ich verordne Herrn X … – *Predpisujem mu …*
  - Sie bekommen eine Überweisung zum Facharzt. –
    Dostanete odporúčanie k špeciálnemu lekárovi.
  - Wir brauchen folgende Untersuchungen:
    Potrebujeme nasledovné vyšetrenia:

- **Ärztliche Fachrichtungen** – *Lekárska špecializácia*

Allgemeinarzt	*všeobecný lekár*
Allergologe	*alergológ*
Augenarzt	*očný lekár oftalmológ*
Dermatologe	*dermatológ*
Frauenarzt	*gynekológ*
HNO-Arzt	*krčný lekár*
Kardiologe	*kardiológ*
Lungenfacharzt	*pľúcny lekár*
Neurologe	*neurológ*
Psychiater	*psychiater*
Röntgenologe	*rôntgenológ*
Rheumatologe	*reumatológ*
Urologe	*urológ*
Zahnarzt	*zubár* (■ Abb. 6.9)

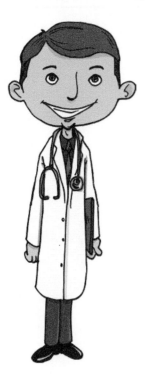

Abb. 6.9 Arzt – *lekár*.
(© Anton Brand)

Blutdruckmessung/Lang-zeitblutdruckmessung	*meranie krvného tlaku/ meranie dlhodobého krvného tlaku*
Blutabnahme	*odber krvi*
Urinprobe	*moč na rozbor (kontrolu)*
EKG/Belastungs-EKG	*EKG / EKG pri záťaži*
Blutzuckerkontrolle	*kontrola hladiny cukru v krvi*
Röntgenaufnahme	*röntgenový snímok*

■■ **Dialog**

▬ Bitte kommen Sie wieder:
Prosím Vás príďte opäť:

▬ … morgen – … *zajtra*

▬ … nächste Woche – … *budúci týždeň*

▬ … in zwei Wochen – … *o dva týždne*

▬ … im nächsten Quartal – … *budúci štvrťrok*

▬ … zu diesem Termin:
… v nasledovnom termíne: …

▬ … wenn es nicht besser wird – … *ak sa to nezlepší*

▬ Aufgrund der EKG-Ergebnisse muss ich Herrn X ins Krankenhaus einweisen. –
Na základe výsledkov z EKG musíme pána X hospitalizovať.

▬ Ich habe bereits den Krankenwagen bestellt. –
Už som zavolal sanitku.

▬ Es ist eine Noteinweisung. –
Je to núdzová hospitalizácia.

▬ Herr X, ich werde dann nach Hause fahren, Ihnen einige nötige Sachen zusammenpacken und ins Krankenhaus bringen.
Pán X, ja pôjdem domov, pobalím Vaše dôležité veci a prídem za Vami do nemocnice.

▬ Ich werde dann auch Ihre Kinder (bzw. andere verantwortliche Personen) benachrichtigen. –
Upovedomím aj Vaše deti (iné zodpovedné osoby).

■ **In der Apotheke – *V lekárni***
Gleiche Texte wie beim Einkaufen. ▶ Kap. 8. –
Tie isté texty ako pri nákupoch. ▶ Kapitola č. 8.

6.7   Krankengymnastik – Fyzioterapia

▪▪ Dialog

— Wir haben heute einen Termin zur Gymnastik. –
Dnes ideme na fyzioterapiu.

— Ich will nicht hin. Ich brauche das nicht. Ich habe genug
Bewegung. –
Nechcem tam ísť. Nepotrebujem to. Pohybu mám dosť.

— Der Arzt hat das verordnet und es wird Ihnen nachher be-
stimmt besser gehen. –
Lekár Vám to predpísal a potom sa určite budete cítiť lepšie.

— Na gut, dann gehen wir hin. –
No dobre, tak poďme.

— Ich habe Ihre Sachen gepackt. Wir ziehen uns um und gehen. –
Zbalila som Vaše veci. Prezlečieme sa a ideme.

— Es geht mir heute nicht gut genug. –
Dnes sa necítim dosť dobre.

— In Ordnung, ich werde den Termin absagen/verschieben. –
V poriadku, tak ten termín zrušíme / preložíme.

— Wir machen Gymnastik. Heben Sie Ihren Arm und bewegen
Sie sich so wie ich. –
Zacvičíme si sami. Zdvihnite rameno a hýbte sa tak ako ja.

In Abhängigkeit vom Mobilitätsgrad Ihres Betreuten können Sie
während des Tages verschiedene Bewegungsabläufe einplanen.
Bewegung ist gut – nicht nur für die körperliche Verfassung, son-
dern auch für die Psyche. Versuchen Sie, die Übungen gemeinsam
durchzuführen. Zeigen Sie dabei gute Laune, seien Sie motivierend
und loben Sie viel.

*V závislosti od stupňa mobility Vašej opatrovanej osoby mô-
žete do harmonogramu dňa zapojiť rôzne pohybové cykly. Pohyb je
zdravý – nie len pre telesnú schránku, ale aj pre psychiku. Pokúste
sa cvičiť spoločne. Skúste ísť príkladom, dobrá nálada motivuje a
dôležité je veľa chváliť.*

Wohnung – Byt

7.1   **Wohnumfeld – Bývanie – 92**

7.1.1   Treppenhaus – Schodisko – 92

7.1.2   Diele – Predsieň – 93

7.1.3   Wohnzimmer – Obývacia izba – 94

7.1.4   Schlafzimmer – Spálňa – 96

7.1.5   Gästezimmer – Hosťovská izba – 97

7.1.6   Abstellkammer – Komora – 97

7.1.7   Küche – Kuchyňa – 98

7.1.8   Badezimmer – Kúpeľňa – 100

7.2   **Alltagssituationen – Každodenné situácie – 102**

7.2.1   Lüften – Vetranie – 102

7.2.2   Heizen – Vykurovanie – 103

7.2.3   Ordnung halten und putzen – Udržiavanie
poriadku a upratovanie – 104

7.2.4   Wäsche pflegen – Pranie – 105

7.3   **Haustiere – Domáce zvieratá – 106**

© Springer-Verlag Berlin Heidelberg 2016
N. Konopinski-Klein, *Slowakisch-Deutsch für die Pflege zu Hause*, DOI 10.1007/978-3-662-49025-9_7

Bývanie

7.1   Wohnumfeld – Bývanie

▪▪   Dialog

▬ Ich zeige Ihnen das Haus / die Wohnung. –
Ukážem Vám dom / byt.

▬ Das ist ein schönes Haus / eine schöne Wohnung. –
To je pekný dom / pekný byt.

▪   Wohnumfeld – *Bývanie*

das Haus	*dom*
das Einfamilienhaus	*rodinný dom*
das Hochhaus	*panelák*
das Mehrfamilienhaus	*dom pre viacero rodín*
die Villa	*vila*
die Wohnung	*byt*
das Gebäude	*budova*
das Erdgeschoss	*prízemie*
der erste Stock	*prvé poschodie*
das Dach	*strecha*
die Terrasse	*terasa*
der Balkon	*balkón*
der Flur	*chodba*
der Briefkasten	*poštová schránka*
der Aufzug	*výťah*

schodisko

7.1.1   Treppenhaus – Schodisko

Die Stufen sind hoch. Bitte halten Sie immer beim Hoch- und Runtergehen Ihre Hand am Handlauf. Es ist für Ihre Sicherheit. Auch wenn Sie Wäsche oder andere Sachen nach oben oder unten tragen, nehmen Sie immer so viel, dass Sie auf die Stufen schauen können und nicht stolpern.

Schody sú vysoké. Pridržiavajte sa na schodoch zábradlia. Je to pre Vašu bezpečnosť. Aj keď budete po schodoch vynášať alebo znášať prádlo alebo iné veci, naberte si len toľko, aby ste videli na schody a nepotkli ste sa.

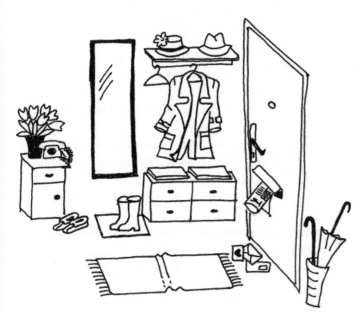

■ **Abb. 7.1** Diele – *predsieň*

> **Wenn Sie mit dem Betreuten nach unten gehen, gehen Sie immer vor ihm, und wenn Sie nach oben gehen, gehen Sie immer hinter ihm – falls er stolpern oder umfallen sollte, können Sie ihn so leichter auffangen. –**
>
> *Keď budete opatrovanú osobu sprevádzať na schodoch, vždy choďte dole schodmi pred ňou a hore schodmi za ňou – ak sa potkne alebo bude padať, môžete ju ľahšie zachytiť.*

7.1.2　Diele – Predsieň

Predsieň

■■　**Dialog**

— Hier ist die Diele / der Flur. – *Tu je predsieň.* (■ Abb. 7.1)

— Im Schrank sind die Schuhe / die Hausschuhe / das Schuhputzmittel / die Schals und die Handschuhe. –
V skrini sú topánky / papuče / prostriedky na umývanie topánok / šály a rukavice.

— Hinter dieser Verkleidung ist der Sicherheitskasten. Sollte es einen Stromausfall geben, können Sie an diesem Schalter den Strom ein- oder ausschalten. –
Za týmito dvierkami je bezpečnostná skrinka. Keby bol výpadok prúdu, môžete v nej zapnúť alebo vypnúť prúd.

— Daneben steht der Regenschirmständer mit Schirmen. –
Vedľa stojí držiak na dáždniky.

— Vor der Tür liegt der Fußabstreifer. –
Pred dverami je rohožka.

▬ Die schmutzigen Schuhe können Sie hier auf der Matte abstellen. –
Špinavé topánky môžete položiť na podložku.

▬ Wir ziehen immer am Eingang die Schuhe aus. Für Gäste haben wir Gästepantoffel. –
Pri vchode si vždy vyzúvame obuv. Pre hostí máme hosťovské papuče.

▬ An der Wand hängt der Schlüsselkasten. Der Reserveschlüssel für die Wohnung ist bei der Nachbarin/Hausmeisterin, Frau … –
Na stene visí skrinka na kľúče. Rezervný kľúč je u susedky / správcu domu / Pani …

▬ Denken Sie bitte daran, die Wohnung immer abzusperren, egal ob Sie innen oder außen sind. –
Myslite na to, aby bol byt vždy zamknutý, či ste vnútri alebo vonku.

▬ Der Kasten neben der Tür ist die Gegensprechanlage. Wenn jemand klingelt, drücken Sie diesen Knopf und fragen Sie, worum es geht. Wollen Sie jemanden in die Wohnung lassen, drücken Sie diesen Öffner. –
Tá skrinka vedľa dverí je obojsmerné hovorové zariadenie. Ak niekto zazvoní, stlačte toto tlačidlo a opýtajte sa, o čo ide. Chcete niekoho pustiť dovnútra, stlačte otvárač dverí.

▬ Das ist die Garderobe für Mäntel und Jacken. Falls die Kleiderbügel nicht ausreichen, können Sie die Jacke an einem Haken aufhängen. Über der Garderobe ist eine Ablage für Hüte und Mützen. –
To je šatník pre kabáty a vetrovky. Ak nebude dostatočné množstvo vešiakov, môžete Vašu vetrovku zavesiť na háčik. Nad šatníkom sa nachádza polica na klobúky a čiapky.

Obývacia izba

7.1.3 Wohnzimmer – Obývacia izba

■■ **Dialog**

▬ Von der Diele / dem Flur aus kommt man in alle Zimmer. Hier ist das Wohnzimmer. –
Z predsiene sa dostanete do všetkých izieb. To je obývacia izba.
(◘ Abb. 7.2)

▬ Auf der rechten Seite steht die Schrankwand. Neben dem Fernseher liegen die Fernbedienungen für den Fernseher und für das Radio. –
Po pravej strane je nábytková stena. Vedľa televízie sú ovládače na televíziu a rádio.

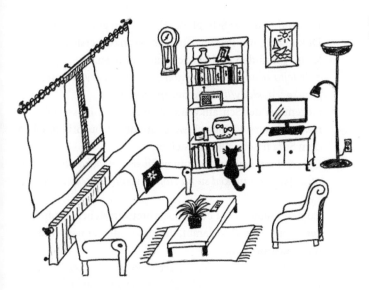

◻ Abb. 7.2 Wohnzimmer – *obývacia izba*

▬ Haben Sie hier Kabelfernsehen oder eine Satellitenantenne? –
Máte tu káblovú televíziu alebo satelitnú anténu?

▬ Wir haben eine Satellitenantenne. Hier steht der Receiver.
Es ist alles eingestellt. Wenn Sie Fernsehen oder Radio
hören wollen, drücken Sie auf diese Knöpfe. Sollten Sie
versehentlich etwas umgestellt haben und brauchen Hilfe,
rufen Sie mich an. –
*Máme satelitnú anténu. Všetko je nastavené. Ak chcete
pozerať televíziu alebo počúvať rádio, stlačte nasledovné
tlačidlá. Ak ste z nepozornosti niečo prestavili a potrebujete
pomoc, prosím zavolajte mi.*

▬ Ist es möglich, slowakische Sender zu empfangen? –
Je možné prijímať slovenské programy?

▬ Ja, wir haben bereits welche programmiert. –
Áno, už sme nejaké naprogramovali.

▬ Ich werde mich gerne darum kümmern. –
Rada sa o to postarám.

▬ Nein, das ist leider nicht möglich. –
Nie, to žiaľ nie je možné.

▬ In der Schrankwand stehen Bücher, CDs, DVDs, Nippes
und Reiseandenken als Erinnerung an die Reisen meines
Vaters. –
*Na nábytkovej stene nájdete knihy, CD, DVD, drobnosti a
suveníry z ciest môjho otca.*

▬ Wo sind die Fotoalben? Wir könnten irgendwann alte Bilder
anschauen. –
*Kde sú fotoalbumy? Mohli by sme si pozrieť fotografie z dáv-
nych čias.*

— Die sind in dieser Schublade. Hier liegen auch wichtige Dokumente wie Personalausweis, Krankenversicherungskarte, Urkunden und Versicherungspolicen. –
Sú v tejto zásuvke. Sú tu aj dôležité dokumenty ako osobný preukaz, doklady/listiny a poistné zmluvy.

— Gegenüber der Schrankwand steht der Lieblingssessel meines Vaters. Er mag es, wenn auf dem Couchtisch neben dem Sofa frische Blumen stehen. –
Oproti nábytkovej stene stojí obľúbená sedačka môjho otca. Páči sa mu, keď sú na stolíku vedľa sedačky čerstvé kvety.

— Zu den Blumen. Auf den Fensterbrettern stehen Topfpflanzen. Bitte achten Sie darauf, dass sie weder zu nass sind, noch austrocknen. –
Ku kvetom. Na parapetnej doske sú kvety v kvetináčoch. Prosím Vás, starajte sa o to, aby tie kvety neboli príliš mokré alebo príliš suché.

— Wo wird gegessen? Wo will Ihr Vater die Mahlzeiten einnehmen? –
Kde sa jedáva? Kde mám Vášmu otcovi podávať jedlo?

— Neben der Küche stehen der Esstisch und die Stühle. Die Tischdecken, Servietten und das Besteck sind in der Anrichte. –
Vedľa kuchyne je jedálenský stôl a stoličky. Obrusy, servítky a príbor sú v príborníku.

— An der Wand hängen viele schöne Bilder. –
Na stene visia pekné obrazy.

— Danke. Ich mag sie auch gerne. Mein Vater wird sich freuen, sich mit Ihnen über die Bilder unterhalten zu können. –
Ďakujem. Aj mne sa páčia. Môj otec sa s Vami veľmi rád o tých obrazoch porozpráva.

Spálňa

7.1.4 Schlafzimmer – Spálňa

■■ **Dialog**

— Das Bett meines Vaters steht an der Wand. –
Posteľ môjho otca stojí pri stene. (◼ Abb. 7.3)

— Daneben steht ein Nachtkästchen. Hier sind die Notfallmedikamente, Taschentücher, ein Buch zum Vorlesen und ein Glas Wasser. Der Schalter der Nachttischlampe ist hier. –
Vedľa stojí nočný stolík. Tu sú dôležité lieky, vreckovky, kniha na predčítanie a pohár vody. Vypínač nočnej lampy je tu.

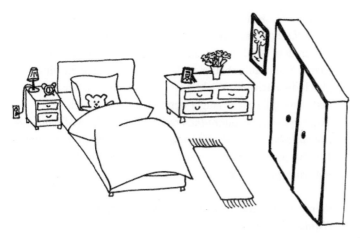

■ **Abb. 7.3** Schlafzimmer – *spálňa*

━ Wo ist die frische Bettwäsche/Kleidung/Unterwäsche? –
Kde je čisté posteľné prádlo/oblečenie/spodná bielizeň?
━ Bettwäsche ist in dem Schränkchen. Die Kleidung ist im
Schrank. Die Unterwäsche ist in der Kommode. Die Anord-
nung können Sie sich selbst anschauen. –
*Posteľná bielizeň je v skrinke. Oblečenie je v skrini. Spodná
bielizeň je v komode/bielizníku.*

7.1.5　Gästezimmer – Hosťovská izba

Hosťovská izba

■■　Dialog
━ Das ist Ihr Zimmer. Sie haben hier alles, was Sie brauchen.
Ein Bett, einen Tisch mit Stühlen, einen Schrank und einen
Fernseher. Wenn Sie lesen möchten, können Sie die Bücher
aus dem Wohnzimmer nehmen. –
*To je Vaša izba. Máte tu všetko, čo potrebujete. Posteľ, stôl so
stoličkami, skriňu a televízor. Ak chcete niečo čítať, môžete si
zobrať knihy z obývacej miestnosti.*
━ Sie können dieses Badezimmer benutzen. –
Môžete používať túto kúpeľňu.

7.1.6　Abstellkammer – Komora

Komora

■■　Dialog
━ Wenn ich mein Zimmer putzen möchte, wo finde ich Putzsa-
chen? –
*Keď si budem chcieť poupratovať moju izbu, kde nájdem čis-
tiace prostriedky?*

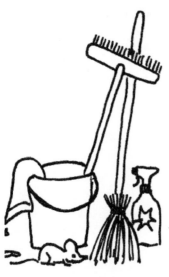

— Alle Putzsachen stehen in der Abstellkammer. –
Čistiace prostriedky sú v komore (◘ Abb. 7.4)

— Neben dem Staubsauger liegen Reservebeutel. Wenn Sie den
letzten Staubsauberbeutel verbrauchen, besorgen Sie bitte
gleich die nächsten. Wichtig ist die Nummer auf der Packung,
denn fast jeder Staubsauger benötigt andere Beutel. –
Vedľa vysávača sú náhradné vrecká do vysávača. Keď spotrebu-
jete posledné vrecko do vysávača, prosím Vás obstarajte si nové.
Dôležité je číslo na obale vreciek do vysávača, každý vysávač
má svoje špecifické vrecká.

◘ Abb. 7.4 Abstellkammer – *Komora*

■ **Reinigungsmittel/Reinigungsgeräte** – *Čistiace prostriedky/*
čistiace náradie

der Besen	metla
die Bürste/die Klobürste	kefka/kefa na umývanie WC
der Putzlappen	handra na čistenie
der Putzeimer	vedro
die Putzhandschuhe	rukavice na čistenie
die Schippe	lopatka
der Schwamm	hubka/špongia
der Staubsauger	vysávač
der Staubsaugerbeutel	vrecko do vysávača
der Staubwedel	metlička

Kuchyňa

7.1.7   Küche – Kuchyňa

■■ **Dialog**

— Wir haben hier einen Elektroherd/einen Gasherd. Wissen Sie,
wie man ihn einschaltet/bedient? Ich zeige es Ihnen gerne. –
My máme elektrický/plynový sporák. Viete ako sa zapína/ob-
sluhuje? Rada Vám to ukážem. (◘ Abb. 7.5)

— Hier stehen die Kaffeemaschine und der Wasserkocher. Kaffee-
bohnen/Kaffeepulver finden Sie hier, verschiedene Tees finden
Sie dort. Bitte bedienen Sie sich. –
Tu je kávovar a varič vody. Zrnková káva/instantná káva je tu,
rôzne druhy čaju nájdete tam. Prosím poslúžte si.

— Hier sind der Kühlschrank, die Schränke mit Geschirr, die
Töpfe, das Besteck und die Vorratsschränke. –
Tu je chladnička, skrinky s riadom, hrnce, príbor a skrinka so
zásobami.

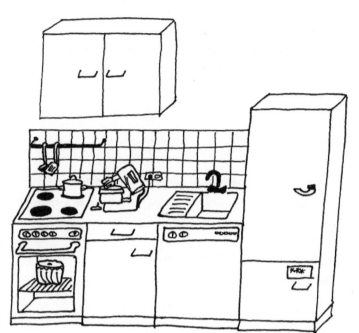

◨ **Abb. 7.5** Küche – *kuchyňa*

▬ Unter der Spüle stehen die Spülmaschine und die Spülmittel. – *Pod výlevkou je umývačka riadu a čistiace prostriedky na umývanie riadu.*

■ **Die Küchenausrüstung – *Kuchynská výbava***

die Gabel	*vidlička*
das Glas	*pohár*
die Kaffeemaschine	*kávovar*
der Kartoffelstampfer	*miagač zemiakov*
die Kuchenform	*forma na cesto*
die Kuchengabel	*vidlička na múčnik*
der Kochlöffel	*varecha*
die Küchenmaschine	*kuchynský robot*
der große Löffel/Esslöffel/Suppenlöffel	*veľká lyžica/polievková lyžica/polievková naberačka*
der kleine Löffel/Kaffeelöffel/Teelöffel	*malá lyžička/lyžička do kávy/čajová lyžička*
das Messer	*nôž*
der Mixer	*mixér*
die Pfanne	*panvica*

das Reibeisen/die Reibe	*strúhadlo*
der Schneebesen	*šľahač*
die Schüssel	*miska*
das Sieb	*sitko*
der Strohhalm	*slamka*
die Tasse	*šálka*
die Teekanne	*kanva na čaj*
der große Teller / Essteller	*veľký tanier / plytký tanier*
der tiefe Teller / Suppenteller	*hlboký tanier/ tanier na polievku*
der kleine Teller / Frühstück-steller	*malý tanier / tanier na dezerty*
der Topf	*hrniec*
der Topfdeckel	*pokrievka*
der Wasserkocher	*varič vody*
der Spüllappen	*umývacia handra*
die Spülbürste	*kefka na umývanie riadu*
das Spülmittel	*prostriedok na umývanie riadu*
die Tischdecke	*obrus*
die Serviette	*servítka*
die Küchenschürze	*kuchynská zástera*

7

Kúpeľňa

7.1.8   Badezimmer – Kúpeľňa

■■ **Dialog**

— Mein Vater badet gerne. Die Badehilfen liegen in der Bade-wanne. –
Môj otec sa rád kúpe. Pomôcky na kúpanie sú pri vani.

— Für Sie haben wir ein kleines Badezimmer mit Dusche und Toilette. –
Pre Vás máme malú kúpeľňu so sprchou a vaňou.

— Die Waschmaschine und der Wäschetrockner stehen auch im Badezimmer/im Keller/in einer separaten Waschküche. –
Práčka a umývačka riadu sú v kúpeľni / v pivnici / v pracej miestnosti. (◘ Abb. 7.6)

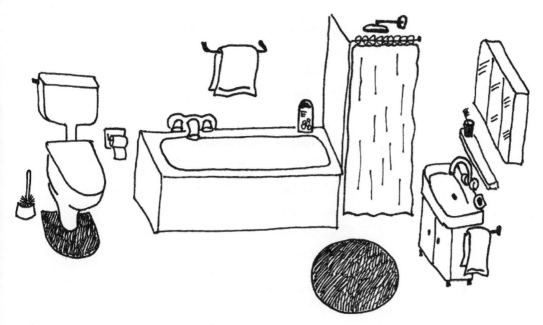

■ **Abb. 7.6** Badezimmer – *kúpeľňa*

■ **Baden/Duschen – *Kúpanie / sprchovanie***

das warme Wasser	*teplá voda*
das kalte Wasser	*studená voda*
das Badeöl	*olej do kúpeľa*
die Badekappe	*čiapka na kúpanie*
das Bademittel	*pena do kúpeľa*
die Badewanne	*vaňa na kúpanie*
das Duschbad	*sprchový kúpeľ*
die Dusche	*sprchový kút*
die Duschbrause	*sprcha*
der Duschhocker	*sprchovací stolček*
die Duschmatte	*sprchovacia podložka*
der Duschvorhang	*sprchovací záves*
die Handbürste	*kefa na ruky*
das Handtuch	*uterák*
der Schwamm	*hubka / špongia*
die Seife	*mydlo*

der Waschlappen	*froté uteráčik na umývanie*
der Wäschekorb	*kôš na prádlo*
die Zahnbürste	*zubná kefka*
die Zahnpasta	*zubná pasta*

- **Die Toilette** – *Toaleta / WC*

das Bidet	*bidet/toaleta*
die Feuchttücher	*vlhké vreckovky*
die Spülung	*výplach*
das Toilettenpapier	*toaletný papier*
der Toilettensitz / die Toilettenbrille	*toaletná doska*
die Toilettenschüssel / die Kloschüssel	*toaletná misa /WC misa*

Každonenné situácie

Vetranie

7.2   Alltagssituationen – Každodenné situácie

7.2.1   Lüften – Vetranie

Jede Wohnung hat ihren eigenen Duft. Bei älteren Menschen, vor allem wenn sie inkontinent sind, kann es leicht zu einem unangenehmen Geruch kommen. Deshalb ist es wichtig, die Wohnung regelmäßig zu lüften, eventuell Duftlampen oder Raumsprays (nicht übertreiben!) zu benutzen und auf die Sauberkeit der Kleidung und der Umgebung zu achten. Für die Geruchsentwicklung sind oft auch die Betten und Schränke verantwortlich. Wechseln Sie oft die Bettwäsche, lüften und waschen Sie die Kleidung.

Každý byt má svoj zápach. Pri starších ľuďoch, práve keď sú inkontinentní, môže vzniknúť nepríjemný zápach. Z tohto dôvodu je dôležité byt pravidelne vetrať, prípadne používať vonné lampy, alebo osviežovače vzduchu (pozor nepreháňať) a dbať na čistotu oblečenia a okolia. Aj v posteliach a skriniach často vznikajú nepríjemné zápachy. Odporúča sa často meniť posteľnú bielizeň, vetrať a prať prádlo.

> ❯ Achten Sie auf Sauberkeit im Bad und in der Toilette. Benutzen Sie Abfalleimer mit Deckel, spülen und desinfizieren Sie diese nach jedem Ausleeren.

Dbajte na čistotu v kúpeľni a na toalete. Používajte odpadové koše s vrchnákom, umývajte ich a dezinfikujte po každom vyprázdnení.

Im Sommer, bei angenehmen Temperaturen, können die Fenster durchgehend offen bleiben. Wenn Sie weggehen, schließen Sie aber alle Fenster. So vermeiden Sie Wasserschäden durch unerwarteten Regen oder ein Gewitter – von Einbrüchen natürlich ganz zu schweigen.

V lete, pri príjemných teplotách môžete nechať okná otvorené. Keď odchádzate z bytu, je potrebné zatvoriť všetky okná. Tak sa dá predísť škodám z nečakaných dažďov alebo letných búrok – nehovoriac o vlámaniach.

Im Winter können Sie die Fenster nicht durchgehend geöffnet lassen, daher empfiehlt sich ein kurzes Stoßlüften. Es wird in allen Räumen nacheinander in folgender Reihenfolge durchgeführt:

1. Heizung ausschalten/Regler runterdrehen
2. Fenster komplett öffnen, Raum verlassen, Tür schließen
3. 15 Minuten offen lassen
4. Fenster schließen, Heizung auf die gewohnte Stärke aufdrehen.

V zime nemôžete vetrať vkuse, odporúča sa vetrať krátko a nárazovo. Každú miestnosť treba nasledovne vyvetrať:

1. *Vypnúť kúrenie/ovládač stiahnuť na minimum*
2. *okno otvoriť dokorán, opustiť miestnosť, zatvoriť dvere*
3. *15 minút vetrať*
4. *zatvoriť okno, kúrenie opäť zapnúť*

❯ **Regelmäßiges Lüften beugt nicht nur Geruchsbildung vor, sondern auch Schimmel und Feuchtigkeitsstaus.**
Pravidelným vetraním predchádzame vzniku nepríjemného zápachu, ale aj vzniku plesní a vlhkosti.

7.2.2   Heizen – Vykurovanie

Vykurovanie

■■   **Dialog**

▬ In diesem Haus haben wir eine Elektroheizung/Gasheizung/Ölheizung/Fernwärme. –
V tomto dome máme elektrické/plynové/olejové/ústredné vykurovanie.

▬ In den Räumen sind Heizkörper / ist eine Fußbodenheizung. –
V týchto miestnostiach sú radiátory / je podlahové vykurovanie.

▬ Der Heizofen steht im Keller und ist auf alle Räume einge-
stellt. Sollte es zu kalt/warm sein, können Sie die Temperatur
im jeweiligen Zimmer mit dem Thermostat am Heizkörper
einstellen. Wenn Sie das Thermostat umgestellt haben, warten
Sie mindestens eine halbe Stunde, um zu sehen, ob dann die
Temperatur angenehm ist. Die Heizkörper brauchen Zeit,
um zu reagieren. Bei der Fußbodenheizung kann es sogar
deutlich länger dauern. –

*Ovládacia skrinka centrálneho vykurovania sa nachádza v
pivnici a je nastavená na všetky miestnosti. Ak sa príliš oteplí/
ochladí, je možné teplotu v jednotlivých miesnostiach regulovať
termostatom. Počkajte pol hodinu, pokiaľ sa teplota ustáli na
príjemnú hladinu. Radiátory potrebujú čas, kým sa dosiahne
nastavená teplota.*

❯ **Bitte denken Sie daran, dass in überhitzten Räumen eine sehr
trockene Luft herrscht und man dadurch anfälliger für Infekte
wird.**

*Myslite prosím na to, že vo vyhriatych miestnostiach pre-
vláda suchý vzduch, čo môže byť príčinou náchylnosti rôznych
infekčných ochorení.*

■ **Empfohlene Temperaturen sind: –** *Odporúčané teploty v
jednotlivých miestnostiach:*

Badezimmer	*kúpeľňa*	20–23 °C
Wohn- / Kinderzimmer	*obývacia miestnosť/ detská izba*	20–23 °C
Küche	*kuchyňa*	18–20 °C
Schlafzimmer	*spálňa*	17–20 °C
WC	*WC*	16–19 °C
Flur	*predsieň*	15–18 °C

Udržiavanie poriadku a upra-
tovanie

7.2.3 Ordnung halten und putzen – Udržiavanie poriadku a upratovanie

Wenn es nicht anders vereinbart ist: Sie sind eine Pflegerin und
keine Putzfrau. Das bedeutet, Sie kümmern sich hauptsächlich um
Ihren Betreuten. Sie achten allerdings darauf, dass in Ihrer Um-
gebung Ordnung herrscht. Sollten Ihre Auftraggeber das Putzen
und Kochen von Ihnen verlangen, soll es vereinbart und nicht still-
schweigend angenommen werden.

Ak to nie je dohodnuté platí: Ste opatrovateľka a nie upratovačka. To znamená, že sa v prvom rade staráte o Vašu opatrovanú osobu. Dbáte však na to, aby v jej okolí vládol poriadok. Ak sa od Vás bude vyžadovať upratovanie a varenie, malo by to byť predmetom dohody a nemali by ste to mlčky tolerovať.

■■ **Dialog**
▬ Jeden Mittwoch kommt eine Putzfrau. –
Každú stredu príde upratovačka.
▬ Sie wird: – *Ona bude:*
▬ … Fenster putzen – … *umývať okná*
▬ … Bäder wischen – … *umývať kúpeľne*
▬ … grundsätzlich alles sauber halten –
… *všeobecne dbať o čistotu / všetko vyčistí*
▬ Wir haben vereinbart, dass Sie kleine Reinigungsarbeiten selbst durchführen. Dazu gehört: –
Bolo dohodnuté, že budete vykonávať drobné upratovacie práce:

Staub saugen	*vysávanie*
Boden wischen	*umývanie podlahy*
Abstauben / Staub wischen	*utieranie prachu*
Wäsche waschen	*pranie*
Bügeln	*žehlenie*
Mangeln	*mangľovanie*
Spülen	*umývanie riadu*
Küche sauber halten	*udržiavanie poriadku a čistoty v kuchyni*

7.2.4 Wäsche pflegen – Pranie   Pranie

Zur Pflege Ihres Betreuten gehört auch die Verantwortung für sein sauberes Aussehen. Das betrifft nicht nur den Körper, sondern auch die Kleidung.

K opatrovaniu patrí aj zodpovednosť za čistotu a vzhľad opatrovanej osoby. Tu nejde len o jej telo, ale aj jej oblečenie. (◘ Abb. 7.7)

❯ **Mit Urin und Fäkalien verschmutzte Kleidung und Bettwäsche muss sofort gewaschen werden. –**
Oblečenie, ktoré je znečistené močom alebo fekáliami musí byť okamžite vypraté.

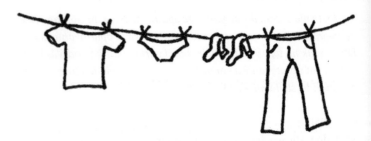

⬛ Abb. 7.7 Wäsche – *pranie*

Erkundigen Sie sich, wo eine Reinigung ist, und bringen Sie die Kleidungsstücke, die nicht gewaschen werden können, regelmäßig dorthin.

Zistite si, kde sa nachádza čistiareň. Oblečenie, ktoré nemôžete vyprať v práčke, budete pravidelne odnášať do čistiarne.

Wenn der Zustand des Betreuten es erlaubt, können Sie gemeinsam waschen. Sie kann die Wäsche vorsortieren. Genauso beim Bügeln. Sie können sich während des Bügelns unterhalten und gemeinsam die Wäsche in die Schränke einräumen.

Ak to dovolí zdravotný stav opatrovanej osoby, môže Vám pomáhať pri praní. Môže napríklad triediť prádlo. To isté platí pri žehlení. Počas žehlenia sa môžete rozprávať a spoločne odkladať vyžehlené oblečenie do šatníku.

Domáce zvieratá

7.3   Haustiere – Domáce zvieratá

Es wurde mehrfach wissenschaftlich nachgewiesen, wie positiv sich Haustiere auf das Wohlbefinden älterer Menschen auswirken. Sie beugen der Vereinsamung und depressiven Verstimmungen vor und haben positive Wirkung auf Bluthochdruck und Herzerkrankungen. Jedoch bedeutet es eine zusätzliche Belastung und Verantwortung, ein Tier im Haushalt eines Betreuten zu halten.

Vedecky bolo už viackrát preukázané, že domáce zvieratá majú pozitívny vplyv na pohodu starších ľudí. Predchádza sa nimi pocitom osamelosti a depresívnym náladám a majú pozitívny vplyv na krvný tlak a srdcové ochorenia. Samozrejme to taktiež znamená dodatočné zaťaženie a zodpovednosť, ak má staršiu opatrovanú osobu v domácnosti sprevádzať aj domáce zviera. (⬛ Abb. 7.8)

Deshalb wird es selten vorkommen, dass Sie gleichzeitig ein Tier mitversorgen müssen. Da Sie eventuell mit Tieren in Kontakt kommen, hier einige wichtige Begriffe.

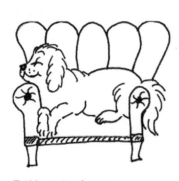

⬛ Abb. 7.8 Hund – *pes*

Len ojedinele sa môže preto vyskytnúť, že sa budete musieť starať aj o domáce zviera. V prípade, ak by ste sa dostali do styku s domácimi zvieratami, tu nájdete niekoľko užitočných slov.

■ **Das Haustier** – *domáce zvieratá*

der Hase	zajac
der Hund	pes
der Kanarienvogel	kanárik
das Kaninchen	králik
die Katze	mačka
das Meerschweinchen	morské prasiatko
der Wellensittich	papagáj vlnkovatý

■ **Die Haustierausstattung** – *držanie domácich zvierat*

das Futter	krmivo
das Halsband	obojok
der Käfig	klietka
der Napf	miska
der Wassertrog	miska na vodu / vodné koryto

■■ **Dialog**

▬ Ich gehe mit dem Hund spazieren. – *Idem so psom na prechádzku.*

▬ Wo ist die Leine? – *Kde je vodítko?*

▬ Darf ich die Katze hinauslassen oder ist es eine Wohnungskatze? – *Môžem mačku vypustiť von? Alebo je to domová mačka?*

Tagesplan – Plán dňa

8.1   Schlafen und Aufstehen – Spánok a vstávanie – 110

8.2   Körperpflege – Osobná hygiena – 112
8.2.1   Bettlägerige Person – Osoba na lôžku – 113
8.2.2   Mobile Person – Mobilná osoba – 114
8.2.3   Pflege einzelner Körperteile – Starostlivosť
          o jednotlivé časti tela – 116

8.3   Anziehen – Obliekanie – 120
8.3.1   Kleidung und Schmuck – Oblečenie a šperky – 121
8.3.2   Reparaturen und Kleidungspflege – Opravy
          a starostlivosť o oblečenie – 123

8.4   Essen und Lebensmittel – Jedlo a potraviny – 124
8.4.1   Frühstück – Raňajky – 126
8.4.2   Mittagessen – Obed – 128
8.4.3   Abendessen – Večera – 131

8.5   Einkaufen – Nákupy – 132

8.6   Spazierengehen – Prechádzky – 141

8.7   Unterwegs – Cestovanie – 142

8.8   Fernsehen und Radio hören – Pozeranie
          televízie a počúvanie rádia – 144

8.9   Telefonieren – Telefonovanie – 145

8.10   Sonstige Beschäftigung – Iné aktivity – 146

© Springer-Verlag Berlin Heidelberg 2016
N. Konopinski-Klein, *Slowakisch-Deutsch für die Pflege zu Hause*, DOI 10.1007/978-3-662-49025-9_8

Bedenken Sie, dass Ihr Betreuter einen ruhigen, beständigen Tagesplan braucht. Aufregung und Hektik verursachen nur Nervosität und Verwirrtheit. Erstellen Sie allein oder mit der Familie des Betreuten einen Tagesplan und halten Sie sich daran.

Uvedomte si, že Vaša opatrovaná osoba potrebuje pokojný, stabilný denný plán. Rozruch a zhon spôsobujú len nervozitu a zmätenosť. Zostavte sama alebo spolu s rodinou opatrovanej osoby plán dňa a držte sa tohto plánu.

Spánok a vstávanie

8.1   Schlafen und Aufstehen – Spánok a vstávanie

■   **Über Schlaf –** *O spánku*

Schlaf ist eine sehr empfindliche Körperfunktion, die auf äußere Faktoren reagiert. Ältere Personen schlafen deutlich weniger und nicht so tief wie im jüngeren Alter. Oft können sie nur schwer einschlafen, schlafen nicht durch und wachen früh auf. Tagsüber wird der Schlafmangel durch ein Nickerchen ausgeglichen. Ihr Betreuter ist vielleicht daran gewöhnt oder ist tagsüber unruhig und nutzt die Zeit auf andere Weise. Stellen Sie sich darauf ein, reden Sie darüber, zeigen Sie Verständnis und versuchen Sie nicht, sie in einen bestimmten Tagesrhythmus zu zwingen (siehe dazu auch ▶ Kap. 6).

Spánok je veľmi citlivá telesná funkcia, ktorá reaguje na vonkajšie podnety. Staršie osoby spia podstatne menej a plytšie ako mladšie osoby. Často nevedia zaspať, nespia alebo vstávajú priskoro. Nedostatok spánku častokrát kompenzujú dennou siestou. Vaša opatrovaná osoba je možno na to zvyknutá alebo je cez deň nepokojná a využíva čas iným spôsobom. Pripravte sa na tieto situácie, rozprávajte sa o tom, ukážte pochopenie a neskúšajte sa ju presvedčiť o inom dennom pláne proti jej vôli. (pozri aj obrázok 6). (■ Abb. 8.1)

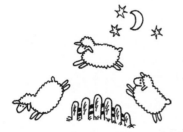

■ **Abb. 8.1** Schäfchen zählen – *sčítavanie ovečiek*

■■   **Dialog**

━ Es ist jetzt 22.00 Uhr. Möchten Sie schlafen gehen? –
Je 22:00 hod. Chcete ísť spať?

　━ Ja, ich bin müde und möchte schlafen. –
Áno, som unavený a chcem ísť spať.

━ Gut, dann helfe ich Ihnen im Bad. –
Dobre, pomôžem Vám v kúpeľni.

　━ Das ist nicht nötig. Ich komme alleine zurecht. –
To nie je nutné. Zvládnem to sám.

━ Dann sagen Sie mir bitte, wenn Sie fertig sind. Inzwischen bereite ich Ihnen das Bett. –
Tak mi len povedzte, keď budete hotový. Medzitým Vám pripravím posteľ na spanie.

— Nein, ich möchte noch nicht schlafen. –
   Nie, ja ešte nechcem spať.

— Was möchten Sie sonst tun? Ich kann Ihnen was vorlesen. –
   Čo chcete teda robiť? Môžem Vám niečo prečítať.

— Ich werde Ihr Bett frisch beziehen. –
   Prezlečiem Vám posteľnú bielizeň.

— Ich mache jetzt Ihr Bett. –
   Pripravím Vám teraz posteľ.

— Ich möchte Ihr Kopfkissen aufschütteln. –
   Chcem Vám natriasť vankúš pod hlavu.

— Ihr Bettlaken hat sich verschoben. Ich richte das. –
   Vaša posteľná plachta sa posunula.

— Ich werde das Kopfteil hochstellen. –
   Podvihnem Vám podhlavník.

— Ich decke Ihre Beine zu. –
   Prikryjem Vám nohy.

- **Das Bett** – *Lôžko / Posteľ*

die Bettwäsche	*posteľné prádlo*
das Bettlaken	*prestieradlo, posteľná plachta*
der Deckenbezug	*obliečka na perinu*
der Kopfkissenbezug	*obliečka na vankúš*
die Decke / die Tagesdecke	*perina / lôžková prikrývka na deň*
das Kopfkissen	*vankúš pod hlavu/poduška*
die Kopfstütze	*podhlavník*
der Lattenrost	*latový rošt*
die Matratze	*matrac*
das Sofakissen	*vankúš na pohovku*
die Zudecke	*prikrývka na posteľ*

- **Aufstehen** – *Vstávanie*
- - **Dialog**

— Guten Morgen, was für ein schöner Tag. –
   Dobrý deň, aký je dnes pekný deň.

— Wollen Sie aufstehen? –
   Chcete vstať?

— Wie haben Sie geschlafen? –
   Ako ste sa vyspali?

   — Gut / sehr gut / nicht gut / schlecht –
      dobre / veľmi dobre / nie dobre / zle

— Das freut mich. – *To ma teší.*

⬛ Oh, das hört sich nicht gut an. Warum? –
O, to neznie veľmi dobre. Prečo?

⬛ Hoffentlich können Sie heute Nacht besser schlafen. –
Dúfam, že sa dnes v noci vyspíte lepšie.

⬛ Ich helfe Ihnen beim Aufstehen. –
Pomôžem Vám vstať.

⬛ So, halten Sie sich an mir fest. Ich hebe Sie jetzt hoch. –
Tak, podržte sa ma. Teraz Vás zdvihnem hore.

⬛ Jetzt umdrehen. Sehr gut. Und die Beine runter. –
Teraz sa otočte. Veľmi dobre. A teraz nohy dolu.

⬛ Bleiben Sie am Bettrand sitzen. –
Ostaňte sedieť na okraji postele.

⬛ Geht es Ihnen gut? Alles in Ordnung? –
Je Vám dobre? Je všetko v poriadku?

   ⬛ Nein. Mir ist schwindelig. –
   Nie. Mám závraty.

⬛ Dann bleiben Sie noch einen Moment sitzen. –
Tak ostaňte ešte chvíľku sedieť.

⬛ Geht's jetzt besser? –
Už je to lepšie?

⬛ Stützen Sie sich auf mich und stehen Sie langsam auf. –
Oprite sa o mňa a pomaly vstaňte.

⬛ So, jetzt können wir langsam ins Bad gehen. –
Tak, teraz môžeme ísť spolu do kúpeľne. (⬛ Abb. 8.2)

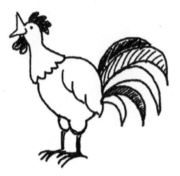

⬛ **Abb. 8.2** Hahn – *kohútik*

osobná hygiena

8.2   Körperpflege – Osobná hygiena

Zu Ihren Aufgaben gehört auch die Unterstützung des Betreuten bei der Körperpflege. Der gesundheitliche Zustand des Betreuten bestimmt den Umfang Ihrer Hilfe. Versorgen Sie sich mit den nötigen Pflegeutensilien und achten Sie darauf, dass die Umgebung sicher und pflegegerecht ausgestattet ist.

K Vašim úlohám patrí aj podpora opatrovanej osoby v starostlivosti o telesnú hygienu. Zdravotný stav opatrovanej osoby určuje stupeň / potrebu Vašej starostlivosti o ňu. Zaobstarajte si potrebné opatrovacie pomôcky a dbajte na to, aby Vaše okolie bolo bezpečné a prispôsobené na opateru.

Vielleicht ist es für Sie als Pflegerin eine neue, ungewohnte Situation. Ebenso kann es für den Betreuten ungewohnt sein, sich bei der Körperpflege helfen zu lassen. Es ist für viele Menschen eine Überwindung und ein letztes Eingeständnis der eigenen Schwäche, im Intimbereich von einer anderen Person gereinigt zu werden. Versuchen Sie, sich in die Situation des Betreuten zu versetzen, und behandeln Sie sie so, wie Sie selbst gerne behandelt werden würden.

Možno je to pre Vás nová, neobvyklá situácia byť opatrovateľkou. Takisto to môže byť nové pre opatrovanú osobu, nechať si pomáhať pri telesnej hygiene. Pre veľa ľudí je veľkým sebazaprením a priznaním si vlastnej slabosti, nechať sa umývať cudzou osobou na intímnych miestach. Pokúste sa vžiť do situácie Vašej opatrovanej osoby a snažte sa správať tak, ako keby ste sa starali o Vás.

Bei inkontinenten Personen achten Sie auf besondere Empfindlichkeit der Haut im Windelbereich. Hierzu benötigen Sie eine Wund- und Schutzcreme. Lassen Sie sich am Anfang Ihrer Tätigkeit von dem bisherigen Betreuer in der Inkontinenzbetreuung unterweisen. Erfragen Sie, welche Art von Artikeln und wie oft sie benutzt wurden. Für die Intimhygiene einer bettlägerigen Person besorgen Sie Zellstoffpapier oder Küchenpapier.

U osôb s problémami udržania moču obzvlášť dbajte na citlivosť kože v oblasti plienok. Je preto potrebné používať krém na rany a ochranný krém. Poproste Vášu predchodkyňu o viacero informácií k problémom s udržiavaním moču u Vašej opatrovanej osoby. Zistite druh používaných pomôcok aj informácie o množstve potrebných pomôcok. Pre intímnu hygienu osoby na lôžku budete potrebovať papier z buničiny alebo kuchynský papier.

Bei Betreuten, die noch mobil sind und sich draußen bewegen können, ist die „Unsichtbarkeit" der Windeln ein wichtiges Kriterium für das Selbstbewusstsein. Unterstützen Sie Ihren Schützling dabei freundlich.

U opatrovaných osôb, ktoré sú dostatočne mobilné a schopné pohybovať sa vonku je neviditeľnosť plienok veľmi dôležitým kritériom na zachovanie vlastného sebavedomia. Ukážte porozumenie a podporujte Vašu opatrovanú osobu.

Seien Sie während der Körperpflege besonders ruhig, sachlich und besonnen und achten Sie auf eine ruhige und stressfreie Atmosphäre.

Buďte počas osobnej hygieny obzvlášť pokojná, vecná a opatrná a dbajte na pokojnú a bezstresovú atmosféru.

8.2.1 Bettlägerige Person – Osoba na lôžku

Osoba na lôžku

■■ **Dialog**

▬ Ich gebe Ihnen jetzt die Bettpfanne. –
Podám Vám nádobu na vyprázdnenie.

▬ Bitte heben Sie Ihr Becken an. –
Prosím zdvihnite panvu.

— Ich helfe Ihnen sich abzustützen und lege die Bettpfanne unter Ihr Becken. –
Pomôžem Vám podoprieť sa a posuniem nádobu na vymočenie pod Vašu panvu.

— Jetzt trockne ich alles ab und werde Sie waschen. –
Teraz všetko vysuším a potom Vás umyjem.

— Entspannen Sie sich, ich werde Ihren Katheter reinigen. –
Buďte pokojný, musím Vám vyčistiť cievku.

Mobilná osoba

8.2.2   Mobile Person – Mobilná osoba

Fragen Sie nach oder hören Sie genau hin, welche Begriffe Ihr Betreuter benutzt, damit keine Missverständnisse entstehen.
Dbajte na to, aké pomenovania Vaša opatrovaná osoba používa, aby nedochádzalo k nedorozumeniam.

■■   **Dialog**

— Möchten Sie ins Bad? –
Chcete ísť do kúpeľne?

— Ja, ich möchte auf die Toilette. –
Áno, chcem ísť na toaletu.

— Ich möchte … – *Chcem …*

— … „kleines Geschäft": pinkeln, pieseln, pissen, Pipi machen, pullern –
ísť na malú/cikať

— … „großes Geschäft": groß machen, kacken, scheißen –
ísť na veľkú potrebu/na stolicu

❯ **Bitte benutzen Sie keine Ausdrücke wie „scheißen" und „kacken". Diese sind unelegant und vulgär. –**
Prosím nepoužívajte výroky ako „srať" alebo „kakať". Nie sú vôbec elegantné, ale vulgárne.

— Brauchen Sie Hilfe dabei, sich sauber zu machen? –
Potrebujete pomoc pri očistení?

— Nein, ich komme allein zurecht. –
Nie, zvládam to sám.

— Ja, danke, ich brauche Unterstützung. –
Áno, ďakujem, potrebujem Vašu pomoc.

❯ **An dieser Stelle ein Hinweis bezüglich Sexualität: Sollten Sie merken, dass die Ihnen anvertraute Person sich Ihnen körperlich nähert oder Sie verbal auf sexuelle Weise beläs-**

tigt, weisen Sie die Annäherungen freundlich, aber bestimmt zurück. Sollte es dennoch erneut vorkommen, sprechen Sie mit den Angehörigen darüber.

Na tomto mieste odkaz ohľadne sexuality: Ak zbadáte, že sa Vám Vaša opatrovaná osoba telesne približuje alebo Vás verbálne sexuálne obťažuje, odmietnite slušne ale rázne jej pokusy o zblíženie. Ak by sa to napriek tomu opakovalo, odporúčame Vám rozhovor s rodinou opatrovanej osoby.

■■ Dialog

▬ Wir nehmen einen Waschlappen/Toilettenpapier. –
Použijeme froté uteráčik/toaletný papier.

▬ Hier ist Ihre Windel. Ich helfe Ihnen beim Einlegen. –
Tu je Vaša plienka, pomôžem Vám si ju založiť.

▬ Bitte stehen Sie auf. –
Prosím vstaňte.

▬ Bitte legen Sie sich hin. –
Prosím ľahnite si.

▬ Zuerst brauchen wir warmes Wasser. –
Najprv potrebujeme teplú vodu.

▬ Jetzt können wir Ihr Gesicht waschen. –
Teraz Vám môžem umyť tvár.

▬ Ist das Wasser warm genug? –
Je tá voda dostatočne teplá?

▬ Ist das Wasser zu kalt? –
Je tá voda príliš studená?

▬ Ist das Wasser nicht zu kalt? –
Nie je tá voda príliš studená?

▬ Ist das Wasser zu heiß? –
Je tá voda príliš horúca?

▬ Das können wir gleich regeln. –
To môžeme ihneď vybaviť.

▬ Jetzt ist es gut, oder? –
Teraz je dobre, však?

▬ Möchten Sie duschen oder baden? –
Chcete ísť do sprchy alebo do vane?

　▬ Ich möchte gerne duschen. –
　Chcem sa ísť osprchovať.

　▬ Ich möchte gerne baden. –
　Chcem sa ísť okúpať.

▬ So, jetzt gehen wir unter die Dusche / in die Badewanne. –
Tak, teraz ideme do sprchy/do vane.

▬ Bitte setzen Sie sich auf den Duschhocker / auf den Badehocker. –
Prosím sadnite si na sprchovací stolček / stolček do vane.

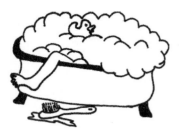

◼ **Abb. 8.3** Baden – *Kúpanie*

▬ Ich werde Sie nass machen und dann einseifen. –
Namočím Vás a potom Vás umyjem mydlom.

▬ Ist das so angenehm? –
Je to takto príjemné?

▬ So, jetzt sind wir fertig. Ich gebe Ihnen das Handtuch und helfe Ihnen beim Abtrocknen. –
Tak, teraz sme hotoví. Podám Vám uterák a pomôžem Vám sa usušiť.

▬ Wie fühlen Sie sich? –
Ako sa teraz cícite? (◼ Abb. 8.3)

Starostlivosť o jednotlivé časti tela

8.2.3 Pflege einzelner Körperteile – Starostlivosť o jednotlivé časti tela

◼ **Das Auge/die Augen –** *oko/oči*

die Augenbrauen	*obočie*
die Augentropfen	*kvapky do očí*
die Brille	*okuliare*
ein Fremdkörper im Auge	*cudzie teleso v oku*
die Sonnenbrille	*slnečné okuliare*
die Wimpern	*riasy/mihalnice* (◼ Abb. 8.4)

◼ **Abb. 8.4** Auge – *oko*

▬▬ **Dialog**

▬ Ich sehe nicht gut. –
Nevidím dobre.

▬ Soll ich Ihnen eine Brille geben? –
Mám Vám podať okuliare?

▬ Nein, danke. / Ja, bitte. –
Nie, ďakujem. / Áno, prosím.

▬ Ich sehe viele schwarze Punkte / einen großen schwarzen Fleck in der Mitte. –
Vidím samé čierne body / jeden veľký čierny fľak v strede.

▬ Wir erzählen das dem Hausarzt und bitten um eine Überweisung zum Augenarzt. –
Povieme to Vašemu všeobecnému lekárovi a požiadame o vyšetrenie očným lekárom.

▬ Es kann ein grüner Star / grauer Star sein / ich weiß nicht, was das sein kann. –
Môže to byť zelený / šedý zákal / Neviem, čo to môže byť.

⬛ Ich möchte lesen, bitte geben Sie mir meine Brille. –
Chcem si čítať, prosím podajte mi moje okuliare.

⬛ Hier ist sie. Ich putze noch die Gläser. –
Nech sa páči. Ešte Vám vyčistím sklíčka.

⬛ Ich kann sie nicht finden. –
Nemôžem ich nájsť.

⬛ Ich suche jetzt die Reservebrille. –
Hľadám náhradné okuliare.

⬛ Ich habe ein Brennen/Jucken im Auge. –
Páli ma v oku / svrbí ma v oku.

⬛ Lassen Sie mich sehen. Sie haben ein Staubkorn im Auge.
Ich werde es entfernen. –
*Nechajte ma pozrieť sa na to. Máte v oku zrniečko prachu.
Vyberiem ho von.*

⬛ Ich werde Ihnen die Augentropfen eintropfen. Legen Sie
den Kopf zurück. Bewegen Sie sich nicht. Lassen Sie die
Augen offen. –
*Nakvapkám Vám kvapky do očí. Zakloňte hlavu dozadu.
Nehýbte sa. Nechajte oči otvorené.*

▪ **Das Ohr/die Ohren – *ucho/uši***

▪▪ **Dialog**

⬛ Ich habe ständig Ohrenschmerzen/Ohrensausen. –
Mám stále bolesti v ušiach/šum v ušiach.

⬛ Das erzählen wir dem Hausarzt. Vielleicht müssen wir zum
HNO-Arzt gehen. –
*Povieme to Vášmu všeobecnému lekárovi. Možno musíte ísť ku
krčnému lekárovi. (◻ Abb. 8.5)*

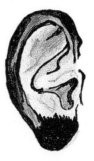

◻ **Abb. 8.5** Ohr – *ucho*

▪ **Das Hörgerät – *naslúchací prístroj***

▪▪ **Dialog**

⬛ Bitte legen Sie Ihr Hörgerät an. –
Prosím založte si svoj naslúchací prístroj.

⬛ Ich höre trotzdem nichts. –
Napriek tomu nič nepočujem.

⬛ Wahrscheinlich ist die Batterie leer. –
Pravdepodobne je vybitá batéria.

⬛ Ich tausche sie aus. –
Vymením ju.

⬛ Können Sie jetzt hören? –
Počujete teraz?

⬛ Ich werde Ihre Ohren mit Wattestäbchen putzen. –
Vyčistím Vám uši vatovými tyčinkami.

▬ Bitte legen Sie Ihren Kopf zur Seite. So ist es gut. –
   Prosím nakloňte hlavu na stranu. Tak je to dobre.

▬ Ich entferne Ohrenschmalz. Geschafft. –
▬ *Odstránim Vám ušný maz. Hotovo.*

■ **Das Haar/die Haare –** *vlas/vlasy*

■■ **Dialog**

▬ Meine Haare brauchen eine Frisur. –
   Potrebujem nový účes.

   ▬ Gut, gehen wir morgen zum Frisör. –
      Dobre, zajtra pôjdeme ku kaderníkovi.

   ▬ Was möchten Sie machen lassen? –
      Čo by ste si chceli nechať urobiť?

▬ Ich möchte die Haare waschen / schneiden / fönen / frisie-
   ren / färben lassen. –
   Chcem aby sa vlasy umyli / vyfénovali / učesali / zafarbili.

▬ Ich möchte Locken / einen Pony / einen Pferdeschwanz / eine
   Dauerwelle. –
   Chcem kučery / ofinu / vlasy do copu / trvalú.

▬ Ich möchte meine Haare waschen. –
   Chcem si umyť vlasy.

   ▬ Ich helfe Ihnen. Wir werden die Haare vor dem Baden
      waschen. –
      Pomôžem Vám. Umyjem Vám vlasy ešte pred kúpaním.

   ▬ Jetzt helfe ich Ihnen Ihre Haare kämmen. –
      Pomôžem Vám učesať si vlasy.

   ▬ Ich brauche einen Kamm / eine Bürste. –
      Potrebujem hrebeň / kefu na vlasy.

▬ Ich verliere so viele Haare. –
   Vypadáva mi priveľa vlasov.

   ▬ Das sind nicht viele. Es ist normal. –
      Nie je ich až tak veľa. To je normálne.

■ **Der Mund –** *ústa*

Zähne putzen	umývanie zubov
Prothese reinigen	čistenie zubnej protézy
Prothese einsetzen/herausneh-men	vloženie zubnej protézy / vybratie zubnej protézy
Mund ausspülen	vypláchnutie úst
Mundwasser benutzen	používanie dentálnej (ústnej)vody (◘ Abb. 8.6)

◘ **Abb. 8.6** Mund – *ústa*

■ ■   **Dialog**

▬ Jetzt bereiten wir alles vor fürs Zähneputzen. –
Teraz pripravíme všetko na umytie zubov.

▬ Hier ist Ihre Zahnbürste mit der Zahnpasta. –
Tu je Vaša zubná kefka a zubná pasta.

▬ Hier ist Ihr Gebiss. Es ist bereits gereinigt. –
Tu je Váš chrup. Už je umytý.

▬ Wir setzen es gemeinsam ein. –
Založíme ho spoločne.

  ▬ Ich habe Zahnschmerzen. –
  Bolia ma zuby.

▬ Oh, das tut mir leid. –
Oh, to mi je ľúto.

▬ Möchten Sie eine Schmerztablette? –
Chcete tabletku od bolesti?

▬ Ich werde gleich einen Termin beim Zahnarzt ausmachen. –
Ihneď Vám vybavím termín u zubného lekára.

■   **Die Hand/der Fuß** – *ruka/chodidlo*

eincremen	*nakrémovať*
Nägel schneiden	*strihanie nechtov*
Nägel feilen	*pilníkovanie nechtov*
Maniküre	*manikúra*
Pediküre	*pedikúra*
die Nagelfeile	*pilník na nechty*
die Nagelbürste	*kefka na čistenie nechtov*
die Nagelzange	*kliešte na nechty*
die Nagelschere	*nožnice na nechty* (◘ Abb. 8.7, ◘ Abb. 8.8)

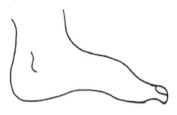

◘ **Abb. 8.7** Hand – *ruka*

Für die Fußpflege wird meist eine von der Krankenkasse bezahlte Fußpflegerin ins Haus kommen. Inspizieren Sie regelmäßig die Füße Ihres Betreuten. Die Haut älterer Menschen regeneriert sich deutlich langsamer als in jungen Jahren, Risse und Verletzungen heilen langsamer und bei Diabetikern kann eine Fußverletzung zu ernsthaften Komplikationen und schlimmstenfalls zu einer Amputation führen.

◘ **Abb. 8.8** Fuß – *chodidlo*

Pedikúru zvyčajne platí verejná zdravotná poisťovňa, ktorá posiela pedikérky k Vám domov. Kontrolujte pravidelne chodidlá Vašej opatrovanej osoby. Koža starších ľudí sa regeneruje pomalšie ako v

mladých rokoch, trhliny a zranenia sa hoja pomalšie a u diabetikov
môže dokonca v dôsledku zranenia chodidla dôjsť ku vážnym kom-
plikáciám a v najhoršom prípade k amputácii nôh.

■■   **Dialog**

▬ Ich werde Ihre Nägel schneiden. –
Ostrihám Vám nechty.

▬ Ihre Zehennägel sind sehr hart. Sie brauchen ein Fußbad. –
Vaše nechty sú veľmi tvrdé. Potrebujete kúpeľ nôh.

▬ Hier ist die Schüssel mit warmem Wasser. Bitte heben Sie
Ihre Füße und stellen Sie sie in die Schüssel. Ich helfe Ihnen
dabei. –
Tu je miska s teplou vodou. Prosím Vás zdvihnite Vaše nohy a
ponorte ich do vody. Pomôzem Vám pri tom.

▬ Sie haben eine Wunde an der Ferse. Das müssen wir dem
Arzt zeigen. –
Máte ranu na päte. Musíme to ukázať lekárovi.

▬ Ihre Füße sind sehr trocken. Ich creme sie ein. –
Vaše chodidlá / nohy sú veľmi suché. Nakrémujem ich.

Obliekanie

8.3   Anziehen – Obliekanie

Auch wenn Ihr Betreuter bettlägerig ist, soll er tagsüber umgezo-
gen werden. Sie können ihm einen Hausanzug, einen Trainingsan-
zug oder eine leichte Hose und einen Pullover anziehen. Wichtig
ist, dass der Tag in einer anderen Kleidung als die Nacht verbracht
wird.

Aj v prípade osoby na lôžku je potrebné ju cez deň prezliecť. Mô-
žete jej obliecť oblečenie na doma, športové oblečenie alebo ľahké
nohavice alebo pulóver. Dôležité je, aby opatrovaná osoba nosila cez
deň iné oblečenie ako na noc.

■■   **Dialog**

▬ Als Erstes ziehen wir uns an. –
Najprv sa oblečieme.

▬ Hier ist Ihre Kleidung für heute. Es ist warm/kalt draußen. –
Tu je vaše oblečenie na dnes. Vonku je teplo / zima.

▬ Sind Sie damit einverstanden oder möchten Sie was anderes
anziehen? –
Súhlasíte s týmto oblečením alebo si chcete obliecť niečo iné?

▬ Es ist mir zu warm/zu kalt. –
Je mi príliš teplo / chladno.

— Ich zeige Ihnen das Kleidungsstück, das ich Ihnen gerne
  anziehen möchte. –
  Ukážem Vám oblečenie, ktoré Vám chcem obliecť.
— Sie haben heute Besuch. Ihre Kinder/Enkelkinder kommen. –
  Dnes máte návštevu. Vaše deti / vnučatá prídu na návštevu.
— Ich werde Sie schön machen. –
  Vyobliekam Vás.
— Möchten Sie sich alleine anziehen? –
  Chcete sa obliecť sám?
— Brauchen Sie Hilfe beim Anziehen? –
  Potrebujete pomoc pri obliekaní?
  — Wie sehe ich aus? –
    Ako vyzerám?
— In diesem Hemd sehen Sie sehr gut / sehr elegant aus. –
  V tejto košeli vyzeráte veľmi dobre / veľmi elegantne.
— Sie sehen heute schön aus. –
  Dnes vyzeráte veľmi pekne.
— Diese Farbe steht Ihnen gut. –
  Táto farba sa Vám hodí.

8.3.1   Kleidung und Schmuck – Oblečenie a šperky

Oblečenie a šperky

- **Typische Kleidung für die Frau** – *Typické dámske oblečenie*

die Bluse	*blúzka*
die Jacke	*blejzer*
das Kleid	*šaty*
der Rock	*sukňa*
die Strickjacke	*štrikovaný pulóver*

- **Typische Kleidung für den Mann** – *Typické pánske oblečenie*

der Anzug	*oblek*
das Hemd	*košeľa*
die Hose	*nohavice*
die Weste	*vesta*
der Pullover	*pulóver / sveter*

- **Unterwäsche** – *spodná bielizeň*

der Büstenhalter	*podprsenka*
das Unterhemd	*tielko*
die Unterhose	*nohavičky / spodky*
die lange Unterhose	*dlhé spodky*
die Socken/Strümpfe	*ponožky / pančuchy*
die Strumpfhose	*pančuchové nohavice*
der Unterrock	*spodnička*

- **Kleidung für Draußen** – *Oblečenie na vonka*

die Handschuhe	*rukavice*
der Hut	*klobúk*
die Mütze	*čiapka*
der Schal	*šál*

- **Fußbekleidung** – *Obuv*

die Gummistiefel	*gumáky*
die Halbschuhe	*poltopánky*
die Hausschuhe/Pantoffeln	*papuče na doma*
die orthopädischen Schuhe	*ortopedické topánky*
die Pumps	*lodičky*
die Sandalen	*sandále*
die Stiefel	*čižmy*

- **Accessoires** – *Doplnky*

der Gürtel	*opasok*
das Halstuch	*šatka na krk*
die Handtasche	*kabelka*
die Hosenträger	*traky na nohavice*
die Krawatte	*kravata*
das Taschentuch	*vreckovka*

- **Nachtgarderobe** – *Nočná bielizeň*

der Bademantel	*župan*
das Nachthemd	*nočná košeľa*

der Schlafanzug	pyžamo
der Schlafsocken	ponožky na spanie
der Schlafrock	župan

■ **Schmuck – Šperky**

die Brosche	brošňa
der Ehering	obrúčka
die Kette	retiazka
die Korallen	gorálky
die Ohrringe	náušnice
die Perlen	perly
die Uhr	hodinky
der Ring	prsteň

8.3.2 Reparaturen und Kleidungspflege – Opravy a starostlivosť o oblečenie

Opravy a starostlivosť o
oblečenie

■■ **Dialog**

— Der Reißverschluss klemmt. Sie müssen was anderes anziehen. –
Zips je zaseknutý. Musíte si obliecť niečo iné.

— Der Knopf ist abgerissen. Ich nähe ihn gleich an. –
Odpadol Vám gombík. Ihneď Vám ho prišijem.

— Ihr Schnürsenkel ist offen. Ich binde ihn zu. –
Rozviazala sa Vám šnúrka na topánke. Zaviažem Vám ju.

— Der Schnürsenkel ist gerissen. Ich fädle einen neuen ein. –
Roztrhla sa Vám šnúrka na topánke. Navlečiem Vám novú.

— Es ist warm. Ich knöpfe die Jacke auf. –
Je teplo. Rozopnem Vám vetrovku.

— Ihr Taschentuch ist in der Hosentasche. –
Vaša vreckovka je vo vrecku v nohaviciach.

— Das Hosenbein/der Ärmel hat sich verdreht. –
Nohavica/rukáv sa pretočil.

— Das Hemd hat einen Fleck. Ich werde es waschen. –
Na košeli je fľak. Operiem ju.

— Der Absatz ist abgelaufen. Ich bringe die Schuhe zum Schuhmacher. –
Ten opätok je zodratý. Odnesiem tie topánky k obuvníkovi.

- Ich werde die Unterwäsche in der Schublade ordnen. –
  Upracem Vám spodnú bielizeň vo Vašej skrinke.
- Heute möchte ich die Wäsche waschen. –
  Dnes chcem prať prádlo.
- Ich hänge die nasse Wäsche draußen auf. –
  Vyvesím to mokré prádlo von.
- Ich benutze den Trockner. –
  Použijem sušičku na prádlo.

- **Kurzwaren –** *Galantéria*

der Absatz	*opätok*
der Faden	*niť*
der Fingerhut	*náprstok*
die Hosentasche	*vrecko na nohaviciach*
der Klettverschluss	*suchý zips*
der Knopf	*gombík*
der Reißverschluss	*zips*
die Nadel	*ihla*
die Nähutensilien	*šicie pomôcky*
die Schuhsohle	*podrážka na topánky*
der Schnürsenkel	*šnúrky do topánok*

Jedlo a potraviny

8.4 Essen und Lebensmittel – Jedlo a potraviny

Die Mahlzeiten sind für Ihren Betreuten sehr wichtig. Es ist nicht nur die Nahrungsaufnahme, sondern auch eine Abwechslung im Tagesablauf. Daher sollen die Mahlzeiten immer zur gleichen Zeit stattfinden und für Ihren Betreuten angenehm sein. Sie können den Tisch schön decken und die Speisen appetitlich anrichten. Wenn nicht ausdrücklich anders gewünscht oder aufgrund einer Behinderung nicht möglich, essen Sie mit Ihrem Betreuten gemeinsam am Tisch. Oder Sie können sich zumindest dazusetzen und ihm Gesellschaft leisten. Das ist vielen lieber, als alleine zu essen.

Strava je pre Vašu opatrovanú osobu veľmi dôležitá. Nejde len o prijímanie potravy, ale aj o zmenu v každodennom programe. Preto by mali byť hlavné denné jedlá podávané v rovnaký čas a mali by byť pre opatrovanú osobu príjemnou záležitosťou. Pekným stolovaním a vkusným naaranžovaním jedla môžete vytvoriť príjemnú atmosféru. Ak si to opatrovaná osoba nepraje, alebo to kvôli jej postihnutiu nie je možné, jedzte s Vašou opatrovanou osobou spolu za stolom. Alebo si prisadnite k nej a robte jej spoločnosť. Viacerým je to milšie, ako keby mal jesť sám.

Erfragen Sie, was die Lieblingsspeisen Ihres Betreuten sind, und passen Sie diese dem gesundheitlichen und körperlichen Zustand (z. B. Zahnprothesen) Ihres Betreuten an. Beachten Sie, dass möglicherweise eine bestimmte Diät eingehalten werden muss, bestimmte Speisen nicht vertragen werden oder Ihr Betreuter auf bestimmte Lebensmittel allergisch reagiert.

Informujte sa, aké jedlá patria k obľúbeným jedlám Vašej opatrovanej osoby, prispôsobte ich zdravotnému a telesnému stavu (napr. zubné protézy) Vašej opatrovanej osoby. Dbajte na to, či opatrovaná osoba nie je na špeciálnej diéte alebo nie je alergická na určité potraviny.

Wenn Sie kochen können und die Situation es erlaubt, dann kochen Sie. Versuchen Sie, frische Lebensmittel zu bevorzugen. Vielleicht werden Kochrezepte zu einem beliebten Gesprächsthema zwischen Ihnen beiden. Möglicherweise hat Ihr Betreuter Spaß und Interesse daran, slowakische Gerichte kennenzulernen.

Ak viete variť a je to v danej situácii možné, tak varte. Snažte sa na varenie používať čerstvé potraviny. Možno sa práve téma varenia stane obľúbenou témou diskusie medzi Vami a Vašou opatrovanou osobou. Možno Vaša opatrovaná osoba prejaví záujem a radosť, spoznávať slovenskú kuchyňu.

Wenn Sie nicht kochen können oder die Pflege so intensiv ist, dass Sie keine Zeit dazu haben, besprechen Sie die Alternativen mit den verantwortlichen Personen. In vielen Städten und Gemeinden besteht auch die Möglichkeit, „Essen auf Rädern" zu bestellen.

Ak neviete variť alebo je opatrovanie tak intenzívne, že Vám na to neostáva čas, je dôležité prediskutovať alternatívne možnosti so zodpovednými osobami. Vo veľa mestách a obciach je možné objednať si „Jedlo na donášku".

- **Die Mahlzeiten – *Jedlá***

das Frühstück	*raňajky*
das zweite Frühstück	*druhé raňajky (desiata)*
das Mittagessen	*obed*
die Suppe	*polievka*
das Hauptgericht	*druhé / hlavné jedlo*
der Nachtisch	*dezert*

die Vesper	*olovrant*
das Abendessen	*večera*
Vollkost/Schonkost/Diät	*plnohodnotná strava/ľahké stravovanie/diéta*

Raňajky

8.4.1   Frühstück – Raňajky

■ ■   **Dialog**

— Möchten Sie im Bett essen? –
Chceli by ste raňajkovať v posteli?
— Ja. – *Áno.*
— Dann stelle ich Ihnen das Kopfteil höher und helfe Ihnen beim Essen. –
Tak Vám napravím vankúš vyššie a pomôžem Vám sa najesť.
— Ich werde Sie gleich füttern. –
Ihneď Vás nakŕmim.
— Ich weiß nicht. –
Ja neviem.
— Dann stehen Sie bitte auf. Es ist besser am Tisch als im Bett zu essen. Ich helfe Ihnen dabei. –
Tak teda vstaňte. Je lepšie sa najesť pri stole ako jesť v posteli. Pomôžem Vám pri jedení.
— Nein, ich möchte aufstehen. –
Nie, ja chcem vstať.
— Schön. Schauen Sie, wie ich heute den Tisch gedeckt habe. –
Dobre. Pozrite sa, ako som Vám dnes pekne prestrela stôl.
— Hier ist Ihre Serviette. –
Tu je Vaša servítka.
— Was möchten Sie heute essen? –
Čo by ste si dnes dali na jedenie?
— Haben Sie heute spezielle Wünsche? –
Máte dnes špeciálne želania?
— Ich möchte … –
Ja by som chcel …

● **Die Metzgereiwaren – *potraviny z mäsiarstva***

die Leberwurst	*pečeňová saláma*
die Mettwurst	*suchá saláma*
der Schinken	*šunka*
die Wurst	*klobása / saláma*

▪ Die Eigerichte – *Jedlá z vajec*

das hartgekochte Ei	*vajce natvrdo*
das weichgekochte Ei	*vajce namäkko*
das Omelett	*omeleta*
das Rührei	*praženica*
das Spiegelei	*volské oko (▢ Abb. 8.9)*

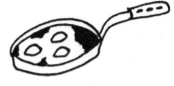

▢ **Abb. 8.9** Eier – *vajcia*

▪ Der Brotaufstrich, süßer Aufstrich – *Nátierky na chlieb, sladká nátierka*

das Apfelmus	*jablková kaša*
die Butter	*maslo*
der Honig	*med*
die Margarine	*margarín*
die Marmelade	*marmeláda / džem*

▪ Das Gebäck – *Pečivo*

das Baguette	*bageta*
die Brezel	*praclík*
das Brot	*chlieb*
das Brötchen	*pečivo / chlebíčky*
das Schwarzbrot	*čierny chlieb*
der Toast	*toust*
das Weißbrot	*biely chlieb (▢ Abb. 8.10)*

▢ **Abb. 8.10** Kuchen – *koláč*

▪ Die Milchprodukte –*Mliečne produkty*

die Buttermilch	*cmar*
der Frischkäse	*čerstvá syrová nátierka*
der Joghurt	*jogurt*
der Käse	*syr*
die Kaffeemilch	*mlieko do kávy*
die Milch	*mlieko (▢ Abb. 8.11)*
der Quark	*tvaroh*
die Sahne	*smotana*

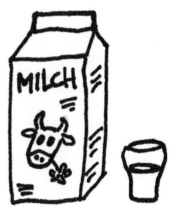

▢ **Abb. 8.11** Milch – *mlieko*

■■   **Dialog**

▬ Jetzt werde ich das Brot schneiden. Ich bereite Ihnen kleine
Häppchen, so lässt es sich besser essen. –
Teraz Vám nakrájam chlieb, pripravím Vám malé sústa, aby sa
Vám lepšie jedlo.

▬ Ich schneide Ihnen alles in kleine Stücke. –
Všetko Vám pokrájam na malé kúsky.

▬ Ich schneide die Brotrinde ab. –
Odkrojím Vám kôrku z chleba.

▬ Ihre Serviette / Ihren Latz binde ich Ihnen um. –
Uviažem Vám Vašu servítku.

▬ Möchten Sie Milch und Zucker in den Kaffee / Zitrone in den
Tee? –
Chcete do kávy cukor a mlieko / citrón do čaju?

▬ Möchten Sie noch eine Tasse Kaffee / ein Glas Tee? –
Chceli by ste šálku kávy / šálku čaju?

▬ Was möchten Sie heute zum Brot haben? –
Čo by ste si dnes dali na chlieb?

▬ Möchten Sie ein Ei? –
Dáte si vajíčko?

▬ Wie möchten Sie Ihr Ei haben? –
Aké chcete vajíčko?

▬ Ich habe frischen Schinken und Käse. –
Mám čerstvú šunku a syr.

▬ Ich wünsche Ihnen einen guten Appetit. –
Prajem Vám dobrú chuť.

▬ Heute gehen wir zum Arzt und Sie sollen nüchtern bleiben.
Wenn wir zurückkommen, können Sie frühstücken. –
Dnes pôjdeme k lekárovi, preto musíte byť nalačno. Keď sa
vrátime od lekára, môžeme sa naraňajkovať.

Obed

8.4.2   **Mittagessen – Obed**

■   **Suppe –** *Polievka*

In der Slowakei ist es üblich, vor dem Hauptgericht eine Suppe zu
essen. In Deutschland wird meist nur ein Hauptgericht gegessen.
Ausnahmen sind Tagesstätten, Krankenhäuser, Pflegeheime usw.
Im privaten Bereich wird eine Suppe meist als Eintopfgericht ser-
viert (z. B. Kartoffelsuppe, Linsensuppe).

Na Slovensku je tradíciou jesť pred hlavným jedlom polievku. V
Nemecku sa väčšinou jedáva len hlavné jedlo. Výnimkou sú jedálne,
nemocnice, domovy dôchodcov a pod. V domácnostiach sa väčšinou

podávajú len husté polievky (napr. zemiaková polievka, šošovicová polievka). (■ Abb. 8.12)

Falls Sie für Ihren Betreuten kochen, bleiben Sie bei Ihren Gewohnheiten. Eine Suppe ist immer gut. Sie bereitet den Körper auf die Nahrungsaufnahme vor und regt die Verdauungssäfte an. Allerdings ist in Deutschland die Vielfalt der Suppen nicht so bekannt und es kann passieren, dass Sie bei Sauerkrautsuppe, Gurkensuppe, Kohlrabisuppe usw. auf Überraschung oder sogar Widerstand stoßen. Seien Sie nicht verunsichert oder beleidigt, sondern lassen Sie Ihren Betreuten zuerst einmal kosten.

Ak pre Vašu opatrovanú osobu varíte, ostaňte pri jej stravovacích návykoch. Polievka vždy dobre padne. Pripraví telo na príjem potravy a aktivuje tráviace šťavy. Avšak v Nemecku nepoznajú rozmanitosť polievok a môže sa stať, že keď navaríte kapustovú, uhorkovú alebo kalerábovú polievku narazíte na počudovanie alebo dokonca odpor. Nenechajte sa tým zneistiť alebo uraziť, povzbuďte Vašu opatrovanú osobu ochutnať Vašu polievku.

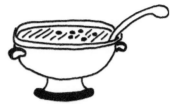

■ Abb. 8.12 Suppe – *polievka*

- **In Deutschland bekannte Suppen –** *známe polievky v Nemecku*

die Tomatensuppe	*paradajková*
der Bohneneintopf	*fazuľová*
die Nudelsuppe	*rezancová*
der Linseneintopf	*šošovicová*
die Gulaschsuppe	*guľášová*
die Erbsensuppe	*hrachová*
der Gemüseeintopf (verschiedenes Gemüse)	*zeleninová (rôzne druhy)*
die Hühnersuppe	*hovädzia*
die Kartoffelsuppe	*zemiaková*
die Grießklößchensuppe	*s grísovými knedličkami*
die Zwiebelsuppe	*cibuľová*

- - **Dialog**
— Ich werde jetzt kochen. Sie können sich zu mir in die Küche setzen und mir Gesellschaft leisten/und wir reden ein bisschen. –
Idem variť. Môžete si sadnúť ku mne do kuchyne a robiť mi spoločnosť. Môžeme sa spolu rozprávať.

▬ Heute habe ich eine … Suppe gekocht? Mögen Sie …? Möchten Sie probieren? –
Dnes som varila … . polievku. Máte rada/rád …? Chcete ochutnať?

▬ Hier ist Ihr tiefer Teller und ein großer Löffel. Die Suppe ist nicht zu heiß. –
Tu je Váš hlboký tanier a veľká lyžica.

▬ Ich werde Sie füttern. Ein Löffel nach dem anderen. –
Nakŕmim Vás. Jednu lyžicu za druhou.

▬ Schmeckt es Ihnen? –
Chutí Vám?

▬ Möchten Sie Brot zur Suppe? –
Dáte si chlieb k polievke?

▪ **Hauptgericht** – *Hlavné jedlo*
Vorschläge für einfache Gerichte – *Návrhy na jednoduché jedlá*

▪ **Fleischgerichte** – *mäsité jedlá*

die Bratkartoffeln mit Speck	*opekané zemiaky so slaninou*
die Bratwürste mit Kraut	*pečená klobása s kapustou*
die Fleischküchle/Bouletten/Frikadellen	*fašírky*
das Gulasch	*guľáš*
das Hähnchen	*kura (◘ Abb. 8.13)*
das Hühnerfrikassee mit Reis	*kuracia polievka s ryžou*
das Kalbfleisch mit Reis	*teľacina s ryžou*
die Kohlrouladen	*kapustové zvytky*
die Rouladen	*rolády*
das Schnitzel/das Kotelett	*rezeň / kotleta*
der Schweinebraten	*pečené bravčové*

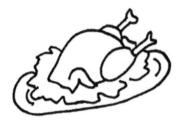

◘ **Abb. 8.13** Hähnchen – *kura*

▪ **Vegetarische Gerichte** – *bezmäsité jedlá*

der Fisch mit Kartoffelsalat	*ryba so zemiakovým šalátom*
das Gemüse	*zelenina*
die Käsespätzle	*halušky so syrom*
die Kartoffelpuffer mit Apfelmus	*zemiakové placky s jablkovou výživou*
der Kloß mit Soße	*knedlíky s omáčkou*
die Nudeln mit Soße	*cestoviny s omáčkou*

der Salat	šalát
die Spaghetti	špagety
Spinat und Ei	špenát s vajcom

- **Süßspeisen –** *sladké jedlá*

der Grießbrei mit Kompott	grísová kaša s kompótom
der Kaiserschmarren	hrubšie trhané palacinky s hrozienkami a cukrom
der Pfannkuchen	palacinky
die Haferflocken	ovsené vločky

Lassen Sie sich durch die Einkaufslisten im nächsten Kapitel zu weiteren Gerichten inspirieren. Dort finden Sie auch die Bezeichnungen für einzelne Lebensmittel.

V nasledujúcej kapitole nájdete nákupný zoznam, ktorý Vás môže inšpirovať k ďalším jedlám. Nájdete tam aj pomenovania jednotlivých potravín.

8.4.3   Abendessen – Večera

Večera

Planen Sie das Abendessen spätestens 4 Stunden vorm Schlafengehen ein. Am besten eignet sich ein Brot mit Beilage und dazu ein Pudding oder eine Süßspeise.

Plánujte večerať najneskôr 4 hodiny pred spánkom. Najvhodnejší je obložený chlieb a k tomu puding alebo sladké jedlo.

❯ Und wichtig: Trinken. – *Veľmi dôležité: Pitie.*

Achten Sie darauf, dass Ihr Betreuter ausreichend trinkt. Ältere Menschen haben weniger Durst und dadurch besteht, vor allem im Sommer, die Gefahr einer Dehydration (Austrocknung).

Dbajte na dostatočný príjem tekutín Vašej opatrovanej osoby. Starší ľudia nepociťujú veľký smäd, a najmä v lete im hrozí dehydratácia organizmu (vysušenie).

In der Wahl der Getränke existiert ein deutlicher Unterschied zur Slowakei. In der Slowakei wird oft und auch zu Mahlzeiten schwarzer Tee getrunken. In Deutschland werden mehr Kräuter- und Früchtetees getrunken, weniger als Begleitgetränk zum Essen, sondern eher als Gesundheits- und Wohlfühlgetränk. Der schwarze Tee ist jedoch oft eine Alternative zum Kaffee. Kaffee wird viel und auch zu für Sie ungewohnten Zeiten getrunken. Sie werden öfter hören: „Ich trinke jetzt keinen schwarzen Tee mehr, sonst kann ich nicht einschlafen" als „Ich trinke jetzt keinen Kaffee mehr, sonst kann ich nicht einschlafen".

Zum Abendessen wird meist Wasser, Limo, Saft oder Bier getrunken.

V prípade výberu nápojov existujú v porovnaní so Slovenskom podstatné rozdiely. Na Slovensku sa často pije k jedlám čierny čaj. V Nemecku sa viac pijú bylinkové alebo ovocné čaje, nie ako sprievodné nápoje k jedlám, ale skôr ako nápoje pre dobrý pocit alebo na podporu zdravia. Kávy sa pije veľa a aj v nezvyčajnom čase. Častejšie budete počuť podobné: „Teraz už radšej nebudem piť čierny čaj, lebo nebudem môcť zaspať" ako : „Teraz už radšej nebudem piť kávu, lebo nebudem môcť zaspať."

K večeri sa väčšinou pije voda, limonáda, šťavy alebo pivo.

■■   **Dialog**

▬ Möchten Sie was trinken? –
  Prosíte si niečo na pitie?
  ▬ Nein, ich habe keinen Durst. –
    Nie, nemám smäd.
▬ Schade, ich habe Ihnen einen guten Tee/Früchtetee/Kräutertee/Kaffee/Saft/Wasser gebracht. –
  Škoda, priniesla som Vám dobrý čaj / ovocný čaj/bylinkový čaj/kávu/šťavu/vodu.
  ▬ Dann trinke ich einen Schluck. –
    Tak si dám jeden dúšok.
▬ Schön, trinken ist wichtig für die Gesundheit und für das Gehirn. –
  Dobre, pitie je dôležité pre zdravie a pre Váš mozog.
▬ Schauen Sie, auch ich trinke einen Tee mit Ihnen. Auf unsere Gesundheit! –
  Pozrite sa, aj ja si s Vami dám čaj. Na naše zdravie!

Nákupy

8.5   Einkaufen – Nákupy

Falls das Einkaufen der Lebensmittel zu Ihren Aufgaben gehört, planen Sie sorgfältig und führen Sie ein Einkaufsheft, in dem Sie Ihre Ausgaben dokumentieren. Ein Einkaufszettel hilft, Ihre Einkäufe schnell zu erledigen und nur das zu kaufen, was Sie brauchen. In Supermärkten gibt es meist auch Hausmarken, die besonders gekennzeichnet sind. Diese sind von guter Qualität und deutlich günstiger als die Markenware. In den Regalen herrscht auch eine bestimmte Ordnung – die teuersten Artikel befinden sich auf Augenhöhe (in der Mitte), zu den günstigsten muss man sich bücken. Kaufen Sie Gemüse und Obst der Saison. Es ist günstig und frisch. Erdbeeren im Winter sind teuer und der Transport trägt erheblich zur Umweltbelastung bei.

Wenn der Zustand des Betreuten es erlaubt, nehmen Sie ihn mit zum Einkaufen – es ist eine willkommene Abwechslung, die gleichzeitig als Gehirntraining genutzt werden kann.

Ak máte na starosti aj nakupovanie potravín, plánujte starostlivo a veďte si nákupný slovník, v ktorom si nákupy poznačíte. Nákupný lístok Vám uľahčí nakupovanie a nakúpite len to, čo naozaj potrebujete. V supermarketoch nájdete aj ich vlastné značky, ktoré sú špeciálne označené. Tieto produkty sú väčšinou dobrej kvality a podstatne lacnejšie ako značkové produkty. Regály majú svoj marketingový poriadok, vo výške očí sa nachádzajú tie najdrahšie produkty. K tým lacnejším sa človek musí zohnúť. Nakupujte sezónnu zeleninu a ovocie. Sú lacnejšie a čerstvé. Jahody sú v zime drahé a ich doprava prispieva k znečisťovaniu životného prostredia.

Ak to zdravotný stav Vašej opatrovanej osoby dovolí, zoberte ju so sebou na nákupy – je to pre ňu príjemné rozptýlenie a navyše dobrým tréningom mozgu.

- **Vor dem Einkauf – *Pred nákupom***
- **Dialog**
▬ Ich muss einkaufen gehen. Möchten Sie mitkommen? –
  Musím ísť na nákup. Chcete ísť so mnou?
  ▬ Ja, gerne. – *Áno, rád.*
▬ Schön, dann machen wir einen gemeinsamen Ausflug daraus. –
  Fajn, tak si urobíme spoločný výlet.
  ▬ Ich möchte nicht mitgehen. –
  Nechcem ísť s Vami.
  ▬ Ich möchte zu Hause bleiben. –
  Radšej chcem ostať doma.
▬ Gut, dann lasse ich Sie kurz alleine. –
  Dobre, tak Vás nechám nachvíľu osamote.
  ▬ Ist gut, in der Zeit kann ich ruhen. –
  V poriadku, budem odpočívať.
▬ Ich habe hier eine Einkaufsliste erstellt. –
  Urobila som si nákupný zoznam.
▬ Wir brauchen … – *Potrebujeme …*
▬ Fällt Ihnen noch etwas ein? –
  Ešte Vám niečo napadá?
▬ Nein, ich glaube, das ist alles. –
  Nie, myslím, že to je všetko.

— Wo ist die Einkaufstasche / ein Chip für den Einkaufswagen? –
  Kde je taška na nákup / žetón do nákupného košíka?

— Ich nehme gleich die leeren Flaschen zur Abgabe mit. –
  Zoberiem so sebou do zberu prázdne fľaše.

— Ich habe einen Einkaufszettel und brauche jetzt Geld. –
  Mám nákupný zoznam a teraz potrebujem peniaze.

— Wieviel brauchen Sie? –
  Koľko potrebujete?

— 50 € werden reichen. – *50 € bude stačiť.*

— Hier ist das Geld. – *Tu máte peniaze.*

■ **Nach dem Einkauf –** *Po nákupoch*

■■ **Dialog**

— Hallo, ich bin wieder da. –
  Ahoj, už som späť.

   — Sehr schön. Haben Sie alles bekommen? –
     Fajn, dostali ste všetko, čo ste potrebovali?

— Ja, alles, was ich kaufen wollte. –
  Áno, dostala som všetko, čo som chcela kúpiť.

   — Dann packen Sie es aus und räumen Sie alles ein. –
     Tak všetko vyložte a uložte na správne miesto.

— Das mache ich gleich. –
  Urobím to hneď.

— Hier ist das Wechselgeld. 10 € Restgeld und hier sind die
  Quittungen. –
  Tu je zvyšok peňazí z nákupu. 10 € zvyšok a bločky z nákupu.

— Ich lege die Quittungen in das Haushaltsbuch. –
  Bločky z nákupu vložím do nákupnej knihy.

   — Ja, tun Sie das. Danke. –
     Áno, prosím Vás tak to utobte. Ďakujem.

■ **Beim Einkaufen –** *Počas nákupov*

Manche Artikel haben Sie bereits in dem Abschnitt zum Thema
Mahlzeiten gesehen (► Abschn. 8.4). Diese Liste kann Ihnen da-
bei helfen, Einkäufe zu planen. Selbstverständlich gibt es viele
weitere Produkte – fragen Sie Ihren Betreuten nach seinen Vor-
lieben.

*Niektoré potraviny ste mohli spoznať v kapitole s jedlom. Tento
nákupný zoznam Vám pomôže lepšie plánovať nákupy. Samozrejme
existuje ešte viac druhov surovín – opýtajte sa Vašej opatrovanej
osoby, ktoré sú jej obľúbené potraviny.*

- **Vom Bäcker / aus der Backwarenabteilung** – *U pekára / z pekárenského oddelenia*

das Brötchen	*žemľa*
das Brot	*chlieb*
die Kekse	*keksy*
der Kuchen	*koláč*
der Toast	*toust*
die Torte	*torta*
der Zwieback	*sucháre* (◘ Abb. 8.14)

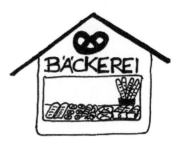

◘ **Abb. 8.14** Bäckerei – *Pekáreň*

■■ **Dialog**

— Ich möchte zwei Brötchen und das Roggenbrot. –
Prosím si dve žemle a jeden ražný chlieb.

— Wir haben heute Krapfen/Plundergebäck/Quarktaschen im Angebot. –
Dnes máme v akciovej ponuke šišky / sladké pečivo/ tvarohové taštičky.

— Dann nehme ich noch zwei Krapfen. Danke. –
Tak si ešte prosím dve šišky. Ďakujem.

- **Vom Metzger / aus der Fleischwarenabteilung** – *Od mäsiara / z mäsiarenského oddelenia*

der Braten	*pečienka / pečené*
das Hähnchenfleisch	*kuracie mäso*
der Hähnchenschenkel	*kuracie stehná*
das Kotelett	*kotleta*
die Lende	*sviečkovica*
das Putenfleisch	*morčacie mäso*
das Putenschnitzel	*morčací rezeň*
das Rindfleisch	*hovädzina*
die Roulade	*roláda*
das Suppenfleisch	*mäso na polievku*
das Schnitzel	*rezeň*
das Schweinefleisch	*bravčovina*
der Speck	*bôčik / slanina*
die Mettwurst	*mletá / suchá saláma*
der gekochte Schinken	*dusená šunka*
der rohe Schinken	*surová šunka*
die Wurst / der Wurstaufschnitt	*saláma / klobása / salámová nátierka* (◘ Abb. 8.15)

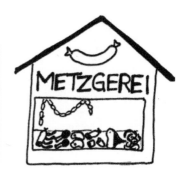

◘ **Abb. 8.15** Metzgerei – *mäsiareň*

■ ■   **Dialog**

▬ Ich möchte 200 Gramm gekochten Schinken. –
   Prosím si 200 gramov dusenej šunky.
      ▬ Wie dick möchten Sie die Scheiben? –
         Aké hrubé plátky si prosíte?
▬ Nicht zu dick / dünn / sehr fein / dicke Scheiben. –
   Nie príliš hrubé / tenké / veľmi tenké / hrubé plátky.
      ▬ Reicht das? – *Stačí?*
▬ Es ist ein bisschen mehr geworden. Kann das so bleiben? –
   Je to trochu viac. Môže byť?

■   **Fische – *Ryby***

der Lachs	losos
der Hecht	šťuka
der Karpfen	kapor
die Forelle	pstruh
der Hering	haringy

■   **Milchwaren/Eier – *Mliečne produkty / vajcia***

die Butter	maslo
die Buttermilch	kyslé mlieko
der Camembert	camembert
das Ei	vajce
der körnige Frischkäse	cottage syr
das Joghurt	jogurt
der Käse	syr
die Margarine	margarín
die Milch	mlieko
der Kefir	kefír
der Quark	tvaroh
die Sahne	sladká smotana

■ ■   **Dialog**

▬ Wo steht die laktosefreie Milch? –
   Kde je mlieko bez laktózy?
      ▬ Hier, im dritten Regal, unten. –
         Tu, v treťom regáli dolu.

■■■ Und wo finde ich die Margarine? –
A kde nájdem margarín?
■■ Gegenüber, neben der Butter. –
Oproti, vedľa masla.

■ Obst – *Ovocie*

der Apfel/Äpfel	*jablko / jablká*
die Ananas	*ananás*
die Banane	*banán*
die Birne	*hruška*
die Erdbeere	*jahoda*
die Heidelbeere	*čučoriedka*
die Himbeere	*malina*
die Kirsche	*čerešňa*
die Kiwi	*kiwi*
die Mandarine	*mandarínka*
die Orange	*pomaranč*
der Pfirsich	*broskyňa*
die Pflaume	*slivka*
die Wassermelone	*vodný melón*
die Weintrauben	*hrozno*
die Zitrone	*citrón*
die Zwetschge	*slivka*

■ Gemüse – *Zelenina*

die Bohne	*fazuľa*
das Blaukraut	*červená kapusta*
der Blumenkohl	*karfiol*
der Brokkoli	*brokolica*
die Champignons	*šampiňón*
der Dill	*kôpor*
die Erbsen	*hrach*
die Gurke	*uhorka*
die Kartoffel	*zemiak*
der Kohl	*kapusta / kel*
die Möhren	*mrkva*

die Paprika	paprika
die Petersilie	petržlen
das Radieschen	reďkovka
der Rosenkohl	ružičkový kel
der Rotkohl	červená kapusta
der Salat	šalát
der Schnittlauch	pažítka
der Sellerie	zeler
das Suppengrün	zelenina do polievky
die Tomate(n)	paradajka / rajčina
der Weißkohl	biela kapusta
die Zwiebel	cibuľa (◘ Abb. 8.16)

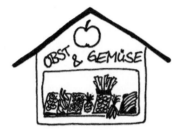

◘ **Abb. 8.16** Gemüsestand – *stánok zo zeleninou*

■ **Mehlprodukte/Reis – *Mliečne produkty / ryža***

der Grieß	grís
das Kartoffelmehl	zemiaková múka
das Mehl	múka
die Nudel(n)	cestovina / y
der Reis	ryža
die Spaghetti	špagety

■ **Zutaten/Gewürze – *Prísady / Koreniny***

der Essig	ocot
der Ketchup	kečup
das Majoran	majorán
die Mayonnaise	majonéza
das Olivenöl	olivový olej
der Pfeffer	korenie
das Salz	soľ
der Senf	horčica
der Thymian	tymián

■ **Süßigkeiten – *Sladkosti***

die Bonbons	cukríky
der Fruchtgummi	ovocné želé
die Marmelade	marmeláda / džem / lekvár
die Praline	pralinka

der Riegel	*tyčinka*
die Schokolade	*čokoláda*
die Waffeln	*wafle*

- **Kosmetikartikel – *Kozmetické prípravky***

die Feuchttücher	*vlhké vreckovky*
die Gesichtscreme	*krém na tvár*
die Haarbürste	*kefa na vlasy*
die Haarspülung	*kondicionér*
die Handcreme	*krém na ruky*
der Kamm	*hrebeň*
das Küchenpapier	*kuchynský papier*
der Kulturbeutel	*kozmetická taška*
das Shampoo	*šampón*
die Seife	*mydlo*
der Spiegel	*zrdkadlo*
das Toilettenpapier	*toaletný papier*
die Zahnbürste	*zubná kefka*
die Zahnpasta	*zubná pasta (❏ Abb. 8.17)*

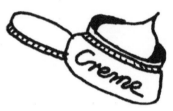

❏ **Abb. 8.17** Creme – *krém*

- - **Dialog**

 Mein Betreuter liegt im Krankenhaus. Ich brauche einen
Kulturbeutel. –
*Moja opatrovaná osoba leží v nemocnici. Potrebujem kozme-
tickú tašku.*
  - Sie finden ihn hier. –
Nájdete ju tu.
  - Soll ich Ihnen helfen, alles zusammenzustellen? –
Mám Vám pomôcť všetko povykladať?
 Danke, ich brauche nur eine Seife und die Zahnpasta. –
Ďakujem, potrebujem iba mydlo a zubnú pastu.

- **Getränke – *Nápoje***

der Apfelsaft	*jablková šťava*
das Bier	*pivo*
das Leitungswasser	*voda z vodovodu*
die Limo(nade)	*limonáda*

der Orangensaft	*pomarančová šťava*
das Radler/Alster, eine Mischung aus Limo und Bier	*Radler/mix z limonády a piva*
die Saftschorle, eine Mischung aus Saft und Wasser	*šorla, mix z vody a šťavy*
der Wein	*víno*
das Wasser mit Kohlensäure	*minerálna voda*
das stille Wasser	*stolová voda*

- **Teesorten** – *Druhy čajov*

der Apfeltee	*jablkový čaj*
der Hagebuttentee	*šípkový čaj*
der Kamillentee	*kamilkový / harmančekový čaj*
der Kräutertee	*bylinkový čaj*
der Pfefferminztee	*mätový čaj*
der schwarze Tee	*čierny čaj*

Getränke kann man auch von einem Getränkelieferservice nach Hause liefern lassen. Es erspart das Tragen von schweren Kästen. Erkundigen Sie sich, ob das in Ihrer Gegend möglich ist.

Nápoje sa dajú nechať dodať nápojovým servisom priamo domov. Ušetríte si tým nosenie ťažkých nápojov v rukách. Informujte sa, či je to vo Vašom okolí možné.

- **Umgang mit Geld** – *Hospodárenie s peniazmi*

Wenn Sie einkaufen gehen, achten Sie darauf, dass die Abrechnungen korrekt und übersichtlich sind, egal ob Sie Geld bekommen haben oder den Betrag auslegen sollen.

An jeder Kasse bekommen Sie einen Einkaufsbeleg. Sortieren Sie die Belege nach Datum und bewahren Sie sie sorgfältig auf. So kann der gesetzliche Vertreter immer alles schnell kontrollieren.

Ak chodíte na nákupy, dbajte na to, aby Vaše účtovanie bolo v poriadku a prehľadné, nezávisle od toho, či ste peniaze na nákup dostali vopred alebo museli zaplatiť vopred zo svojich.

Pri každom nákupe dostanete účet za nákup. Trieďte účty z nákupov podľa dátumu a starostlivo si ich odložte. Len tak môže zákonný zástupca skontrolovať Vaše účtovanie.

8.6 Spazierengehen – Prechádzky

Wichtig im Sommer – *Dôležité v lete*
- Viel trinken –
  veľa piť
- Kopfbedeckung tragen –
  nosiť pokrývku hlavy
- Deo und Feuchttücher benutzen –
  používať deodorant a vlhké vreckovky
- Sonnenschutz auftragen –
  používať slnečný ochranný krém
- Leichte und luftdurchlässige Kleidung tragen –
  nosiť ľahké a vzdušné oblečenie

Wichtig im Winter – *Dôležité v zime*
- Mütze, Schal und Handschuhe tragen –
  nosiť čiapku, šál a rukavice
- Gesicht und Hände regelmäßig mit Fettcreme eincremen –
  tvár a ruky pravidelne natierať mastným krémom
- Schuhe und Jacken gegen Feuchtigkeit imprägnieren –
  topánky a vetrovku impregnovať proti vlhkosti

Sitzt Ihr Betreuter im Rollstuhl, achten Sie auf ausreichenden Kälteschutz (und das nicht nur im Winter). Kann er alleine gehen, schützen Sie ihn vor einem Sturz, indem Sie immer auf geeigneten Schuhen und evtl. einer Stützhilfe (Krücke, Stock, Rollator oder ganz einfach Ihr Arm) bestehen.

Ak Vaša opatrovaná osoba sedí na vozíčku, dbajte na dostatočnú ochranu proti zime (a to nielen v zime). Ak môže opatrovaná osoba samostatne chodiť, chráňte ju pred pádmi, či už nosením vhodnej obuvy alebo prípadne používaním chodiacich pomôcok (barle, palica, rolátor alebo podopieranie o Vaše rameno).

■■ **Dialog**
- Jetzt wollen wir spazieren gehen. Machen wir einen kleinen Spaziergang im Garten/in den Park/ein paar Straßen entlang/in der Gegend. –
  Pôjdeme sa spolu prejsť. Pôjdeme na prechádzku do záhrady / do parku / pár ulicami / v okolí.

8

━ Möchten Sie jemanden besuchen? Ihre Freunde, Ihre Nach-
barin, Ihre Familie? –
*Chceli by ste ísť niekoho navštíviť? Vašich priateľov, susedov,
Vašu rodinu?*

━ Ja. Ich möchte zu meiner Tochter gehen. –
Áno. Chcel by som ísť k mojej dcére.

━ Ich rufe sie an, ob sie zu Hause ist und Zeit hat. –
Zavolám jej či je doma a má čas.

━ Ich habe Ihre Tochter gesprochen. Sie freut sich auf Ihren
Besuch. Wir gehen/fahren heute/morgen hin. –
*Rozprávala som sa s Vašou dcérou. Je doma a teší sa na Vašu
návštevu. Pôjdeme ju dnes / zajtra pozrieť.*

━ Möchten Sie mit mir zum Briefkasten gehen? Mal sehen, ob
jemand geschrieben hat. –
*Chcete ísť so mnou skontrolovať poštovú schránku? Uvidíme, či
Vám niekto písal.*

━ Bitte stützen Sie sich auf Ihren Rollator. –
Oprite sa prosím o Váš rolátor / chodítko.

━ Ich setze Sie jetzt in den Rollstuhl. Bitte halten Sie sich an mir
fest / stützen Sie sich auf mich. –
*Posadím Vás do vozíka. Prosím pevne sa ma držte/ oprite sa o
mňa.*

━ Ich möchte ein bisschen ausruhen. –
Chcel by som si trochu oddýchnuť.

━ Gerne. Setzen wir uns auf die Bank. –
Rada. Sadnime si na lavičku.

━ Ich bin müde und möchte heim. –
Som unavený a chcem ísť domov.

━ Natürlich, wir kehren um / sind bald wieder zu Hause. –
Prirodzene, ideme naspäť / čoskoro sme doma.

━ Wir gehen langsamer/schneller. –
Ideme pomalšie / rýchlejšie.

Cestovanie

8.7   Unterwegs – Cestovanie

▪ **Fortbewegungsmittel – *Dopravné prostriedky***

das Auto / der Wagen	*auto / vozidlo*
Wir fahren mit dem Auto. Wir nehmen den Wagen.	*Pôjdeme autom / vozidlom.*
der Bus	*autobus*
Die Bushaltestelle ist am Ende der Straße.	*Autobusová zastávka je na konci ulice.*

die Straßenbahn	električka
Die Straßenbahn ist ganz voll.	Električka je úplne plná.
die U-Bahn	metro
Die U-Bahn kommt gleich.	Metro príde o chvíľu.
der Zug	vlak
Der Zug ist pünktlich.	Vlak ide načas.
das Fahrrad	bycikel
Ich fahre schnell mit dem Fahrrad.	Na bicykli jazdím rýchlo.
zu Fuß gehen/laufen	ísť peši / kráčať
Es ist nicht weit. Wir können zu Fuß gehen/dorthin laufen.	Nie je to ďaleko. Môžeme tam ísť peši / krokom.

- **Ämter/Institutionen/Geschäfte – *Úrady/Inštitúcie/Obchody***
  Ich gehe … – *Idem …*

in die Apotheke	do lekárne
zur Post	na poštu
ins Krankenhaus	do nemocnice
zum Rathaus	na radnicu
in die Kirche	do kostola
zur Polizei	na políciu
in die Schule	do školy
in die/zur Bank	do banky
zum Bahnhof	na stanicu
zum Supermarkt	do supermarketu

■■ **Dialog**

▬ Entschuldigung, ich habe mich verlaufen. –
Prepáčte, stratila som orientáciu.

▬ Wie komme ich zur Post? –
Ako sa dostanem k pošte?

  ▬ Gehen Sie geradeaus und dann an der Kreuzung rechts. –
  Choďte rovno a potom zabočte na križovatke doprava.

▬ Ich kenne mich hier nicht aus. Wo ist die Sparkasse? –
Nevyznám sa tu. Kde je sporiteľňa?

  ▬ Gleich um die Ecke, auf der anderen Straßenseite. –
  Hneď za rohom, na druhej strane ulice.

▬ Können Sie mir bitte helfen? Wie komme ich zum Bahnhof? –
Môžete mi prosím pomôcť? Ako sa dostanem na stanicu?

  ▬ Es ist in der Nähe. Gehen Sie die Straße entlang. –
  Je to blízko. Choďte ďalej touto ulicou.
▬ Die Ampel ist rot. Wir müssen warten. –
  Semafór má červenú. Musíme počkať.
▬ Der Fußgängerübergang ist um die Ecke. –
  Priechod pre chodcov je za rohom.
▬ Der Marktplatz liegt in der Fußgängerzone. –
  Trhovisko je na pešej zóne.

Pozeranie televízie a počúvanie rádia

8.8 Fernsehen und Radio hören – Pozeranie televízie a počúvanie rádia

■■ **Dialog**
▬ Ich langweile mich / mir ist langweilig. –
  Nudím sa.
▬ Ich möchte Musik hören. –
  Chcem počúvať hudbu.
▬ Ich möchte fernsehen. –
  Chcem pozerať televíziu.
▬ Ich möchte einen Film anschauen. –
  Chcem si pozrieť film.
  ▬ Gerne, ich schalte das Radio / den Fernseher / den CD-Player ein. –
    Rada Vám zapnem rádio / televíziu / CD prehrávač.
  ▬ Hier ist die Fernbedienung. Sie können auch selbst schalten. –
    Tu je ovládač. Môžete si prepínať sám.
  ▬ Wenn Sie was anderes hören/sehen wollen, dann drücken Sie auf diesen Knopf. –
    Ak chcete počuť / vidieť niečo iné, stlačte toto tlačidlo.
▬ Das ist zu leise. Können Sie bitte lauter machen? –
  Je to príliš ticho. Môžete mi to dať prosím hlasnejšie?
▬ Das ist zu laut. Können Sie bitte leiser machen? –
  Je to príliš nahlas. Môžete mi to dať tichšie?
▬ Ich höre gar nichts. –
  Nič nepočujem.
▬ Ich sehe gar nichts. –
  Nič nevidím.
▬ Ich möchte was anderes sehen/hören. –
  Chcem si pozrieť / vypočut niečo iné.
  ▬ Was für Musik mögen Sie? –
    Akú hudbu máte rád / rada?

— Möchten Sie Volksmusik oder klassische Musik hören? –
Máte rád / rada ľudovú hudbu alebo radšej klasickú hudbu?
— Welche Filme/Programme mögen Sie? –
Aké sú Vaše obľúbené filmy / programy?

■ **Ich mag … –** *Mám rád / rada …*

die Fernsehsendungen	televízne programy
das Ballett, der Tanz	balet, tanec
die Talkshow	diskusné šou
das Drama	drámy
der Horrorfilm	hororové filmy
der Kinderfilm	detské filmy
die Kochsendung	programy o varení
die Komödie	komédie
der Krimi	kriminálky
die Live-Sendung	vysielania naživo
die Musiksendung	hudobné programy
die Nachrichten	spravodajstvo
die Natursendung	vysielanie o prírode
die Reportage	reportáže
die Science-fiction	science fiktion
die Serie	seriály
die Sportsendung	športové vysielanie
der Thriller	trilery
die Tiersendung	vysielanie o zvieratách
der Zeichentrickfilm	animované filmy (◘ Abb. 8.18)

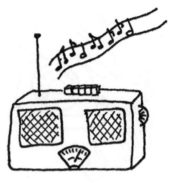

◘ **Abb. 8.18** Radio – *rádio*

8.9   Telefonieren – Telefonovanie

Telefonovanie

■■ **Dialog**
— Hat heute jemand angerufen? –
Volal niekto?
— Bisher nicht. –
Doteraz nie.
— Ich möchte meine Tochter / meinen Sohn anrufen. –
Chcem zavolať mojej dcére / môjmu synovi.

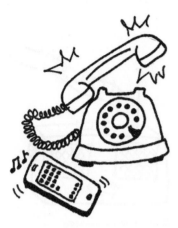

▣ **Abb. 8.19** Telefon – *Telefón*

━ Gerne, hier ist das Telefon. Ich wähle für Sie die Nummer. –
Rada, tu je telefón. Vytočím Vám číslo.

━ Guten Tag, hier ist Asia, die Pflegerin Ihres Vaters. Ihr Vater
möchte Sie sprechen. Ich gebe das Telefon weiter. Auf Wie-
derhören. –
*Dobrý deň, tu je Ázia, opatrovateľka Vášho otca. Váš otec sa
chce s vami porozprávať. Dám Vám ho k telefónu.*

━ Die Nummer ist besetzt. Wir versuchen es später. –
Číslo je obsadené. Zavoláme neskôr.

━ Es hebt niemand ab, aber bestimmt ruft Ihre Tochter / Ihr
Sohn zurück. –
Nikto nedvíha, ale Vaša dcéra / Váš syn určite zavolá späť.

━ Ich finde die Telefonnummer nicht. Ich suche das Verzeich-
nis. –
*Neviem nájsť to telefónne číslo. Skúsim ho nájsť v telefónnom
zozname.*

━ Wissen Sie die Nummer? Kennen Sie die Nummer auswen-
dig? –
Poznáte to telefónne číslo? Viete ho naspamäť?

━ Es ist … – *Je to …* (▣ Abb. 8.19)

Iné aktivity

8.10   Sonstige Beschäftigung – Iné aktivity

Abhängig vom körperlichen und geistigen Zustand Ihres Betreuten
ist es empfehlenswert und gesundheitsfördernd, einige zusätzliche
Tätigkeiten in den Tagesablauf aufzunehmen.
*V závislosti od telesného a zdravotného stavu Vašej opatrovanej
osoby sa odporúča a je to navyše podporujúce, pridať do denného
harmonogramu aj iné dodatočné aktivity.*

■ **Geeignete Tätigkeiten für die geistige Gesundheit –**
Činnosti, ktoré sú vhodné na podporu psychického zdravia

━ Malen, Zeichnen, Bilder nach Mustern ausmahlen –
maľovanie, kreslenie, vymaľovávanie obrazov podľa predlohy

━ Wortspiele: z. B. Jeder muss ein neues Wort sagen, das mit
dem letzten Buchstaben des vorherigen anfängt. –
*Slovné hry: Každý musí povedať nové slovo, ktoré sa začína
posledným písmenom predchádzajúceho slova.*

━ Kreuzworträtsel lösen, Ratespiele, Sudoku –
lúštenie krížoviek, hádanky, sudoku

- **Geeignete Tätigkeiten für die körperliche Gesundheit –**
  Činnosti, ktoré sú vhodné na podporovanie telesného zdravia
- Blumen pflegen –
  pestovanie kvetov
- Gymnastik –
  gymnastika / cvičenie
- Leichte Aufgaben im Haushalt: Geschirr abtrocknen, Staub-
  wedel benutzen –
  ľahké úlohy v domácnosti: utieranie riadu, utieranie prachu
- Tiere füttern –
  kŕmenie zvierat
- Wäsche sortieren –
  triedenie prádla
- Softball zuwerfen und fangen –
  hádzanie a chytanie mäkkej lopty
- Klatschen zur Musik
  tlieskanie v rytme hudby

Notfallsituationen und Tipps – Núdzové situácie a rady

9.1   **Allgemeines – Všeobecné informácie – 150**

9.1.1   Beispielsituationen – Príklady – 151

9.1.2   Notfallsituationen – Núdzové situácie – 153

9.2   **Wichtige Telefonnummern – Dôležité telefónne čísla – 155**

9.3   **Zu benachrichtigende Personen – Osoby, ktoré je treba upovedomiť v prípade potreby – 156**

9.4   **Tipps für die Pflegerin – Rady pre opatrovateľku – 156**

© Springer-Verlag Berlin Heidelberg 2016

N. Konopinski-Klein, *Slowakisch-Deutsch für die Pflege zu Hause*, DOI 10.1007/978-3-662-49025-9_9

9.1   Allgemeines – Všeobecné informácie

❯ **Bitte vereinbaren Sie mit der Familie des Betreuten eine Stelle, an der sich die wichtigsten Dokumente und Gegenstände schnell zugriffsbereit befinden. Hierzu gehören: Ausweis, Versicherungskarte, Information über die Blutgruppe bzw. bekannte Allergien, wichtige Telefonnummern, Geld, Hausschlüssel. Am besten soll alles in einer abschließbaren Geldkassette liegen.**

Prosím Vás o dohodu s rodinou opatrovanej osoby ohľadne uschovávania najdôležitejších dokumentov a vecí, aby ste ich v núdzových situáciách mohli rýchlo nájsť. K týmto dokumentom patria napríklad: občiansky preukaz/pas, kartička poistenca, informácia o krvnej skupine, známe alergie, najdôležitejšie telefónne čísla, peniaze, kľúče. Najlepším riešením je uzamykacie púzdro na veci alebo dokumenty.

Warnung! Diese Warnung betrifft sowohl Ihren Betreuten (abhängig vom Mobilitätszustand) als auch Sie. Alleinstehende ältere Personen sind oft Opfer von Trickbetrügern und Dieben oder Gewalttätern.

Ihre evtl. nicht perfekten Sprachkenntnisse können von Betrügern ausgenutzt werden. Daher sollten Sie sehr vorsichtig sein, wenn fremde Personen klingeln und nach bestimmten Sachen verlangen. Besucher sollen sich telefonisch ankündigen und sich ausweisen können. Sollte ein Besuch der Stadtwerke, des Kaminkehrers usw. anstehen, wird dies üblicherweise schriftlich angekündigt. Benachrichtigen Sie bei solchen Terminen die Angehörigen oder Nachbarn und bitten Sie um deren Anwesenheit während des Besuchs.

Upozornenie! Toto upozornenie sa vzťahuje na opatrovanú osobu (primerane jej mobilite) ako aj na Vás. Staršie osoby, ktoré žijú sami sa častokrát stávajú obeťami podvodníkov a zlodejov alebo aj násilných zločincov.

Vaše, možno ešte nedokonalé znalosti nemeckého jazyka môžu byť týmito skupinami zločincov ľahko zneužité. Preto musíte byť opatrný, keď zazvonia cudzie osoby a vyžadujú od Vás určité veci alebo informácie. Ak by mali prísť podniky verejných služieb, kominár a pod., zvyčajne bývajú takéto termíny písomne ohlásené vopred. Oznámte tieto termíny rodine alebo susedom opatrovanej osoby a poproste ich, či by Vám mohli počas takejto návštevy osobne pomôcť.

❯ **Ansonsten gilt: Fremde Personen gehören nicht in die Wohnung!**

Všeobecne platí: Cudzie osoby nepúšťajte do bytu/domu!

Häufige Tricks von Betrügern oder Verbrechern:

- Bitte um Hilfe, Spende, ein Glas Wasser und Ähnliches,
- angebliche Familienzugehörigkeit zum Betreuten (Enkel, Neffe usw.),
- Übergabe von Post und Sendungen für die Nachbarn.

Časté triky podvodníkov:

- *prosba o pomoc, príspevok na charitu, pohár vody a pod.*
- *údajná rodinná príslušnosť k opatrovanej osobe (vnuk, neter a pod.)*
- *prosba o odovzdanie pošty a iných zásielok pre susedov.*

9.1.1 Beispielsituationen – Príklady

Príklady

- **Fall 1 – *Príklad 1***

Es klingelt, jemand klopft an. Vor der Tür steht ein Mann, gut gekleidet, sauber und vertrauenswürdig. Sie öffnen nicht, sondern sprechen durch die geschlossene Tür, die Gegensprechanlage oder mit vorgelegter Kette.

Niekto zvoní, niekto klope na dvere. Pred dverami stojí muž, dobre oblečený, upravený a vyzerá dôveryhodne. Neotvoríte dvere, ale hovoríte s ním cez uzatvorené dvere, cez obojsmerné hovorové zariadenie, alebo cez domovú retiazku umiestnenú na dverách.

- ■ ■ **Dialog**
- Ja, bitte? – *Áno prosím?*
  - Ich bin der Stromzählerableser / komme von den Stadtwerken. –
  Prišiel som odpísať elektrinu / som z meststkého podniku.
- Was möchten Sie? –
  Čo si želáte?
  - Den Stromstand ablesen. –
  Chcem odpísať stav elektromeru.
- Ich kann Sie nicht hereinlassen. –
  Nemôžem Vás pustiť dnu.
- Ich weiß nichts davon, dass Sie kommen. –
  Nebola som informovaná o Vašej návšteve.
  - Aber ich muss den Strom ablesen. –
  Ale ja musím odpísať stav elektromeru.
- Bitte kommen Sie zu einem anderen Termin. Wann möchten Sie kommen? –
  Prosím Vás príďte v inom termíne. Kedy môžete opäť prísť?

= Ich kann nicht zu einem anderen Termin kommen. Ich habe es eilig. –

Nemôžem prísť v inom termíne. Ponáhľam sa.

= Es tut mir leid, aber es geht jetzt nicht. Bitte nennen Sie mir einen anderen Termin. –

Je mi ľúto, ale teraz to nie je možné. Prosím Vás povedzte mi náhradný termín.

= Das wird Sie viel kosten, wenn ich nochmal kommen muss. –

To Vás bude stáť veľa peňazí, keď budem musieť prísť opäť.

= Mag sein, aber ich werde Sie trotzdem nicht hereinlassen. Auf Wiedersehen. –

To je možné, ale napriek tomu Vás nepustím dovnútra.

> **Info: Es entstehen keine Kosten, wenn die Stadtwerke nochmal kommen müssen. Wird eine solche Behauptung aufgestellt, handelt es sich vermutlich um einen Betrüger.**
>
> *Informácia pre Vás: Pri opätovnej návšteve mestského podniku nevznikajú nijaké zvýšené náklady. Ak Vám bude niekto tvrdiť opak, pravdepodobne pôjde o podvodníkov.*

9

■ **Fall 2 – *Príklad 2***

Es klingelt, jemand klopft an: Vor der Tür steht ein junger Mann. Er sieht vertrauenswürdig aus. Sie öffnen nicht, sondern sprechen durch die geschlossene Tür, die Gegensprechanlage oder mit vorgelegter Kette.

Niekto zvoní, niekto klope na dvere: Pred dverami stojí mladý muž. Vyzerá dôveryhodne. Vy neotvoríte, ale rozprávate sa s ním cez zatvorené dvere, cez obojstranné hovoriace zariadenie alebo cez domovú retiazku umiestnenú na dverách

■■ **Dialog**

= Ja, bitte? – *Áno prosím?*

= Ich bin der Freund vom Enkel des Herrn Meier (der Betreute). –

Som priateľ vnuka pána Meiera (opatrovaná osoba).

= Was möchten Sie? – *Čo si želáte?*

= Es ist sehr dringend. Der Enkel (Hans, Peter …) hatte einen Unfall und braucht dringend Geld. Er kann nicht selbst kommen und hat mich geschickt. –

Je to veľmi súrne. Jeho vnuk mal nehodu a potrebuje súrne peniaze. Nemohol prísť osobne, tak poslal mňa.

▬ Bitte rufen Sie die Telefonnummer an: (Sie nennen die Nummer des gesetzlichen Vertreters des Betreuten). –
Prosím zavolajte na toto telefónne číslo: (Zadajte číslo zákonného zástupcu opatrovanej osoby).

❯ **Falls Sie die Telefonnummer erst nachschauen müssen, sagen Sie „Einen Moment bitte" und schließen Sie die Tür, solange Sie in der Wohnung sind.**
     Ak budete hľadať telefónne číslo, povedzte pánovi pred dverami, nech počká vonku a zatvorte domové dvere.

▬ Auf Wiedersehen. – *Dovidenia.*

▪ **Fall 3 – *Príklad 3***
Es klingelt, jemand klopft an: Vor der Tür steht eine junge Frau mit Kind auf dem Arm. Sie sieht ärmlich, aber sauber aus.
   Niekto zvoní, niekto klope na dvere: Pred dverami stojí mladá žena s dieťaťom na rukách. Vyzerá chudobne, ale čisto.

▪▪ **Dialog**
▬ Ja, bitte? – *Prosím?*
   ▬ Es tut mir leid, dass ich Sie störe, aber mein Kind muss dringend auf die Toilette. Können wir die bei Ihnen benutzen? –
      Prepáčte, že vyrušujem, ale moje dieťa musí ísť súrne na toaletu. Mohli by sme použiť Vaše toalety?
▬ Nein, es tut mir leid, aber ich kann Sie nicht hereinlassen. Bitte versuchen Sie es woanders. –
   Nie, je mi ľúto, ale nemôžem Vás pustiť dnu. Prosím Vás skúste to na inom mieste.

9.1.2 Notfallsituationen – Núdzové situácie

Núdzové situácie

Alle Kommunikationsbeispiele in diesem Buch können Sie gerne im Bedarf nachlesen. Eine Ausnahme sind die nachfolgenden Sätze. Ich empfehle Ihnen dringend, sich mit diesem Kapitel auch ohne Bedarf mehrmals auseinanderzusetzen und die Formulierungen auswendig zu lernen. Die Kenntnis dieser Sätze kann über Leben und Tod entscheiden oder zumindest verhindern, dass große Schäden entstehen.
   Všetky konverzačné príklady v tejto knihe si môžete v prípade potreby znovu prečítať. Výnimkou sú nasledovné vety. Je nevyhnutné a

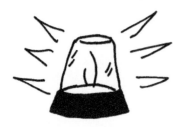

Abb. 9.1 Krankenwagen – *Sanitka*

veľmi Vám odporúčam sa s touto kapitolou viackrát detailne oboznámiť a naučiť sa formulácie v tejto kapitole naspamäť. Znalosť týchto viet môže rozhodnúť o živote a smrti alebo aspoň zabrániť veľkým škodám. (◻ Abb. 9.1)

- **Feuer –** *Požiar*
- ■ **Dialog**

Hallo. Hier ist … Die Adresse lautet … –
Dobrý deň. Tu je … Adresa je …

Bitte kommen Sie sofort. Es brennt. –
Prosím príďťe okamžite. Horí tu.

- **Unfall –** *Nehoda*
- ■ **Dialog**

Hallo. Hier ist … Die Adresse lautet … –
Dobrý deň. Tu je.. Adresa je …

Es ist ein Unfall passiert. Bitte kommen Sie sofort. –
Stala sa nehoda. Prosím príďte okamžite.

Was ist passiert? – *Čo sa stalo?*

Herr … ist gefallen und hat sich verletzt. –
Pán … spadol a je ranený.

Legen Sie ihm ein Kissen unter den Kopf. Wir kommen gleich. –
Prosím dajte mu pod hlavu vankúš. Prídeme ihneď.

Herr … ist bewusstlos. – *Pán … odpadol je v bezvedomí.*

Drehen Sie ihn auf die Seite. Wir kommen sofort. –
Prosím dajte ho do stabilizovanej polohy. Prídeme ihneď.

- **Sie haben sich ausgesperrt –** *Zabuchla ste si dvere*

Sie rufen die Familienangehörigen / die verantwortliche Person an.
Zavolajte členov rodiny / zodpovednú osobu.

- ■ **Dialog**

Hier ist … Es tut mir leid, Sie zu stören, aber ich habe mich aus der Wohnung ausgesperrt. –
Tu je … Je mi ľúto, že Vás vyrušujem, ale zabuchli sa mi dvere na byte.

Können Sie kommen und die Tür für mich öffnen? –
Môžete prosím prísť a otvoriť mi dvere?

➤ **Schlüsseldienste sind teuer und Familienangehörige haben nicht immer sofort Zeit. Hinterlassen Sie mit Erlaubnis der**

verantwortlichen Person einen Reserveschlüssel bei den Nachbarn.

Zámočnícke služby sú drahé a rodinní príbuzní nemajú vždy ihneď čas. Odporúčam Vám, ak to zodpovedná osoba dovolí, nechať náhradný kľúč u susedov.

■ **Unsichere Situation / Angst –** *Neistá situácia / Strach*

Ist in der Wohnung etwas verändert, z. B. ein Fenster offen, das vorher geschlossen war, oder haben Sie ein verdächtiges Geräusch gehört, bringen Sie sich nicht unnötig in Gefahr.

Ak je v byte niečo inak, napr. okno, ktoré bolo predtým zatvorené a teraz je otvorené, alebo ak ste počuli podozrivý zvuk, nepodstupujte zbytočné nebezpečenstvo.

❯ **Wenn Ihnen irgendetwas seltsam vorkommt, rufen Sie die örtliche Polizei oder den allgemeinen Notruf 112 und geben Sie Ihren Namen sowie die Adresse an.**

Ak sa Vám niečo nebude zdať v poriadku, zavolajte miestnu políciu alebo všeobecné núdzové číslo 112 a zadajte Vaše meno a adresu.

Niemand wird Ihnen einen Vorwurf machen, wenn die Polizei unnötigerweise kommt und nachschaut – vorausgesetzt, das passiert nicht ständig.

Nikto Vám nebude vyčítať, ak ste zavolali políciu v prípade podozrenia zbytočne – samozrejme za predpokladu, že sa to nebude opakovať neustále.

9.2 Wichtige Telefonnummern – Dôležité telefónne čísla

Dôležité telefónne čísla

Seien Sie erreichbar. Tragen Sie Ihr Handy bei sich. Sollten Sie kein Handy haben, bitten Sie die Familie des Betreuten, Ihnen eines zu geben. Speichern Sie sofort alle Notrufnummern und sonstige wichtige Telefonnummern ein.

Prosím Vás buďte vždy v kontakte. Majte Váš mobilný telefón so sebou. Ak nemáte mobilný telefón, poproste rodinu opatrovanej osoby, nech Vám obstará mobilný telefón. Uložte si ihneď všetky núdzové a iné dôležité telefónne čísla.

■ Abb. 9.2 Notruf– *Tiesňové volanie*

- **Wichtige Notruf-Telefonnummern in Europa (einheitlich 112) (■ Abb. 9.2)** – *Dôležité telefónne čísla pre tiesňové volania v Európe (jednotne 112) (■ obrázok 9.2)*

Polizei:	*Polícia*	112
Feuerwehr:	*Požiarnici*	112
Notarzt:	*Pohotovosť*	112
Hausarzt:	*Domáci lekár*	…

Osoby, ktoré je treba upovedomiť v prípade potreby

9.3   Zu benachrichtigende Personen – Osoby, ktoré je treba upovedomiť v prípade potreby

Vereinbaren Sie mit den Angehörigen, welche Informationen für sie von Bedeutung sind. Es gibt Verwandte, die über jede Kleinigkeit, sei es Einkaufen oder Arztbesuch, informiert werden wollen. Es gibt aber auch welche, die Ihnen freie Hand lassen und nur in Notsituationen zur Verfügung stehen. Klären Sie von Anfang an, was unter einer Notsituation verstanden wird.

Dohodnite sa s príbuznými opatrovanej osoby, ktoré informácie sú pre nich podstatné. Existujú príbuzní, ktorých zaujíma každá maličkosť, či už ide o nákupy alebo návštevu lekára. Ale existujú aj takí, ktorí sa na Vás spoľahnú a chcú byť informovaní a sú Vám k dispozícii len v prípade núdze. Dohodnite sa s nimi na začiatku, ktoré situácie považujú za núdzové a kedy ich nemusíte o dianí informovať.

Rady pre opatrovateľku

9.4   Tipps für die Pflegerin – Rady pre opatrovateľku

Egal was passiert, versuchen Sie ruhig und gelassen zu bleiben. Sie haben alle Telefonnummern der Kontaktpersonen und des Arztes. Sollten Sie nicht wissen, wie es weitergeht, wenden Sie sich an die verantwortlichen Personen.

Je jedno aká situácia nastane, skúste ostať pokojná. Máte všetky potrebné telefónne čísla kontaktných osôb a lekára. Ak by ste nevedeli, ako ďalej, obráťte sa na zodpovedné osoby.

Haben Sie Verständnis für die Situation und die Hilflosigkeit Ihres Betreuten. Er befindet sich in einer schwierigen Lage und reagiert darauf möglicherweise verärgert, ungeduldig, unfreundlich oder ungehalten. Beziehen Sie das nicht auf sich, nehmen Sie es nicht persönlich. Bleiben Sie weiterhin respektvoll und trotzdem bestimmt. Sie sind für das Wohl des Betreuten verantwortlich und müssen (wie im Umgang mit einem Kind) entscheiden, was für diese Person gut ist.

Majte pochopenie pre situáciu a bezmocnosť Vašej opatrovanej osoby. Nachádza sa v ťažkej situácii a reaguje možno nahnevane, netrpezlivo, nepriateľsky alebo podráždene. Neberte to osobne, nejde o Vašu osobu. Ostaňte naďalej úctivá, ale napriek tomu rozhodná. Ste zodpovedná za pohodu Vašej opatrovanej osoby a musíte (ako napríklad pri starostlivosti o dieťa) rozhodnúť, čo je kedy pre Vašu opatrovanú osobu správne a dobré.

Verbreiten Sie keine Unruhe und Hektik. In der Ruhe liegt die Kraft. Lächeln und Freundlichkeit beruhigen Ihren Betreuten, was auch für Sie von Vorteil ist, denn dadurch können Sie besser arbeiten. Ihre persönlichen Probleme sollten Sie für sich behalten und den Betreuten nicht damit belasten.

Nešírte paniku a nepokoj. Všetko sa dá zvládnuť s prehľadom a v pokoji. Krok za krokom. Úsmev a priateľský prístup majú upokojujúce účinky na Vašu opatrovanú osobu. To je samozrejme aj Vašou výhodou, nakoľko sa Vám tak bude lepšie spolupracovať. Vaše osobné problémy si radšej nechajte pre seba a nezaťažujte nimi opatrovanú osobu.

Achten Sie auf die Sicherheit in der Umgebung. Die Räume sollten stets gut beleuchtet sein, Teppiche und Möbel müssen so platziert sein, dass man nicht darüber stolpert oder sich anstößt. Alle gefährlichen Stoffe und Gegenstände wie Reiniger, Düngemittel, Pestizide, Medikamente, Streichhölzer, Feuerzeuge usw. sollten in abgeschlossenen Schränken aufbewahrt werden.

Dbajte na bezpečnosť v okolí. Miestnosti by mali byť dostatočne osvetlené, koberce a nábytok musia byť postavené tak, aby nestáli v ceste, aby sa o ne nedalo potknúť alebo sa do nich udierať. Všetky nebezpečné látky alebo iné predmety ako čistiace prostriedky, hnojivo, pesticídy, lieky, zápalky, zapaľovače a pod., by mali byť uschované v uzamknutých skrinkách.

Suchen Sie sich für Ihre freie Zeit Ausgleichstätigkeiten, die für Sie eine Entspannung bedeuten: Sport, Musik hören, mit Verwandten telefonieren, spazieren gehen, lesen.

Nájdite si vo vašom voľnom čase činnosti na oddych: šport, počúvanie hudby, telefonovanie s Vašimi príbuznými, prechádzky, čítanie.

Absprache mit den Angehörigen – *Dohovorenie sa s príbuznými*
Klären Sie mit den Angehörigen oder dem Rechtsbetreuer,
▬ wann Sie freie Zeit haben können, wer sich in dieser Zeit um Ihren Betreuten kümmert und wie Sie eventuelle Veränderungen kommunizieren sollen.

- was passiert, wenn Sie einmal krank sind: Wer vertritt Sie, wie ist dann die Bezahlung geregelt?
- falls Sie im Haus / in der Wohnung der zu pflegenden Person wohnen, wann Sie Besuch empfangen können. Bedenken Sie dabei, dass dies nicht zu oft stattfinden sollte und dass andersgeschlechtliche Besuche über Nacht bestimmt nicht gerne gesehen werden.
- wie Sie mit der angekommenen Post umgehen sollen: weiterschicken, zurücklegen oder der zu pflegenden Person vorlesen?

Dohodnite sa s príbuznými alebo s právnym zástupcom na nasledovných bodoch:
- *kedy budete mať voľný čas, kto sa v tomto čase bude starať o opatrovanú osobu a koho a ako môžete informovať o prípadných zmenách.*
- *čo sa stane v prípade, ak ochoriete: Kto Vás zastúpi, dostanete počas choroby Váš plat naďalej?*
- *Ak bývate v dome alebo v byte s opatrovanou osobou, či môžete a ak áno, kedy môžete prijímať návštevy. Dbajte na to, aby návštevy neboli príliš časté. Nočné návštevy opačného pohlavia nie sú vítané.*
- *ako máte postupovať ohľadne pošty: máte ju posielať ďalej, odložiť alebo prečítať opatrovanej osobe?*

9

Pflegeberichte – Správy o opatere

10.1   Allgemeine Informationen – Všeobecné informácie – 160

10.2   Tagesbericht mit Beispiel – Príklad dennej správy – 161

© Springer-Verlag Berlin Heidelberg 2016
N. Konopinski-Klein, *Slowakisch-Deutsch für die Pflege zu Hause*, DOI 10.1007/978-3-662-49025-9_10

Správy o opatere

10.1   Allgemeine Informationen – Všeobecné informácie

Ein Pflegebericht ist eine Zustands- und Situationsbeschreibung, die den Verlauf der Pflege und deren Fortschritte dokumentiert und anderen Betreuern (Arzt, Pfleger) eine schnelle Übersicht für die richtige Einschätzung der Situation bietet. Pflegeberichte sind Pflicht in Pflegehäusern und im professionellen ambulanten Pflegebereich. Hierzu gibt es Vorgaben bezüglich der Form und Inhalte. Bei der Privatpflege ist es empfehlenswert, den Zustand der zu pflegenden Person sowie die täglichen Ereignisse regelmäßig aufzuschreiben. Somit können Sie bei jeder Nachfrage nach dem Wohlbefinden bestimmte Zustände und Tätigkeiten des entsprechenden Tages auch nachträglich rekonstruieren.

Podávanie správy o opatere je opísanie stavu a situácie, ktoré dokumentujú priebeh opatrovania a jeho pokroky a umožňujú iným opatrovateľom (lekárom a inej zdravotnej starostlivosti) rýchly prehľad pre správne odhadnutie situácie. Opatrovacie správy sú povinnosťou v opatrovacích zariadeniach a v profesionálnom ambulantnom opatrovaní. Existujú vzory ohľadne formy a obsahu. V súkromnom sektore opatrovania sa odporúča každý deň pravidelne zapisovať stav a udalosti, ktoré sa vzťahujú na opatrovanú osobu. Takýmto spôsobom sa dajú spätne zrekonštruovať určité okolnosti a činnosti ak je to potrebné, alebo ak by niekto od Vás vyžadoval tieto informácie.

Es gibt keine Musterberichte und keine Vorgaben der Dokumentation im häuslichen privaten Bereich. Allerdings empfiehlt es sich, folgende Punkte zu beachten:

- Schreiben Sie in kurzen, einfachen und präzisen Sätzen.
- Beschreiben Sie die Ereignisse nach dem Muster „wer, was, wo, wann".
- Notieren Sie Ihre Handlungen und Reaktionen in bestimmter Situation.

Neexistujú žiadne vzory správ o opatrovaní alebo predpisy na dokumentáciu opatrovania v súkromnom domácom sektore:

Odporúča sa však držať nasledovných bodov:

- *Píšte krátke, jednoduché a podrobné vety.*
- *Okolnosti opisujte podľa vzoru „kto, čo, kde, kedy".*
- *Poznačte si Vaše konanie a reakcie v určitých situáciách.*

Schreiben Sie, auch wenn Sie Bedenken bezüglich Ihrer Rechtschreibung haben. Niemand verlangt von Ihnen korrektes Deutsch, durch das Schreiben und Lesen lernen und trainieren Sie dennoch die Sprache.

Píšte, aj keď možno máte pochybnosti o Vašich znalostiach nemeckého pravopisu. Nikto od Vás nevyžaduje spisovnú nemčinu, písaním a čítaním sa predsa učíte a trénujete cudziu reč.

Auf den nächsten Seiten finden Sie Formulierungen, die Sie verwenden können. Diese Passagen können nach Bedarf abgeschrieben und in Ihren Tages-Pflegebericht eingesetzt werden.

Na nasledovných stranách nájdete formulácie, ktoré môžete používať pri písaní Vašich správ o opatere. Tieto pasáže môžete podľa potreby odpísať a použiť vo Vašich denných správach o opatere.

10.2 Tagesbericht mit Beispiel – Príklad dennej správy

Príklad dennej správy

Das Beispiel eines Tagesberichts und eine Vorlage dafür finden sich in ◘ Tab. 10.1 und ◘ Tab. 10.2. –

Príklad dennej správy o opatere nájdete v ◘ tabuľke 10.1 i 10.2.

■ **Tab. 10.1** Beispiel für einen Tagesbericht – *Príklad dennej správy o opatere*

		Datum: *Dátum:*		
Uhrzeit: *Čas:*	Tätigkeit: *Činnosť:*	Zustand des Betreuten: *Stav opatrovanej osoby:*	Meine Reaktion: *Moja reakcia:*	Nicht vergessen: *Nezabudnúť:*
6.00	Aufstehen *Vstávanie*	Allgemeinzustand gut. *Všeobecný stav dobrý.* Äußert keine Beschwerden. *Bez sťažností.* Zufrieden und gut gelaunt. *Spokojná a dobre naladená.*		
		Sehr schwach. Will im Bett bleiben. *Veľmi slabá. Chce zostať v posteli.* Nicht ausgeschlafen. *Nevyspatá.*		
		Schmerzen in der Hüfte. *Bolesť v bedrách.* Schwindelgefühl/Unwohlsein. *Pocit závratu/nevoľnosti.*	Rollator bereitge- stellt. *Elektrický vozík pristavený.*	
		Starkes Unwohlsein, Schwindelgefühl, Blutdruck 170/90 mmHg. *Veľká nevoľnosť, pocit závratu, krvný tlak 170/90 mmHg.*	Hausarzt verständigt. *Zavolala som domáceho lekára.*	Termin morgen um 9.00 Uhr *Termín zajtra o 09:00 hod.*
		Benommenheit. Kann eigenen Vornamen und Nachnamen nicht nennen, Fragen nach Datum, Wochentag und Jahr nicht richtig beantworten. *Malátnosť. Nevie odpovedať alebo odpovedá nesprávne na otázky ohľadne svojho mena a priezviska, dátumu, dňa v týždni a roka.*	Notarzt verständigt. *Zavolala som pohotovosť.*	
		Sehr blass, schweißgebadet, RR 65/50 mmHG, Puls 130/min. BZ 122 mg/dl. Atmung stabil. *Veľmi bledý, spotený. Krvný tlak 65/50 mmHg, Tep 130/min. Cukor v krvi / glykémia 112 mg/ dl. Dýcha pokojne.*		
6.30	Waschen *Umývanie*	Kooperativ bei der Pflege. *Pomáha pri telesnej hygiene.*		
		Haut sehr trocken. *Koža je veľmi suchá.*	Pflegelotion aufgetragen. *Natretie telovým mliekom.*	
7.00	Frühstück *Raňajky*	Kein Hunger *nemá hlad* Wenig getrunken – 1 Glas Kräutertee *málo vypila – 1 pohár bylinkového čaju*		

10

◘ Tab. 10.1 (Fortsetzung)

		Datum: Dátum:		
Uhrzeit: Čas:	Tätigkeit: Činnosť:	Zustand des Betreuten: Stav opatrovanej osoby:	Meine Reaktion: Moja reakcia:	Nicht vergessen: Nezabudnúť:
7.00	Medika- menten- gabe Podávanie liekov	1 Tablette Ax 1 Tablette Dx 1 Tablette Bx		Dx nachbestellen Objednať Dx
8.00	Zeitungle- sen Čítanie novín	Hat aufmerksam zugehört und Fragen gestellt. Pozorne počúvala a dávala otázky.		
9.00	Spazier- gang Prechádzka	Stadtpark. Wiederholte mehrmals, wie sehr er das genießt. Miestny park. Opakovala viackrát ako si to vychutnáva.		
10.00	Wundver- sorgung Ošetrenie rán	Verband am rechten Unterschenkel gewechselt. Keine Besonderheiten am Wundverband. Obväz na pravom lýtku bol vymenený. Žiadne zvláštnosti na obväze rany. Wundexudat, Farbe, Geruch normal. Výtok z rany, farba, zápach normálne. Kompressionsverbände an beiden Beinen angebracht. Obidve nohy obviazané kompresným obväzom.		
12.00	Mittages- sen Obed	Kein Appetit. Müde. Žiadny apetít. Unavená.	Habe gefüttert. Nur Suppe. Kŕmenie. Iba polievka.	
13.00	Mittags- schlaf Odpočinok	Gut geschlafen. Spala dobre.		
14.00	Gymnastik Cvičenie	Leichte Übungen mit Ball. Hat gerne mitgemacht. Ľahké cvičenie s loptou. Dobrá spolupráca.		
19.00	Blutdruck- messung Meranie krvného tlaku	120/80, Puls 70 170/100, Puls 60	Hausarzt angerufen. Ins Krankenhaus gebracht. Privolaný domáci lekár, opatrovaná osoba bola odve- zená do nemocnice.	

◻ **Tab. 10.2** Tagesbericht Vorlage – *Denná správa - vzor*

		Datum: *Dátum:*		
Uhrzeit: *Čas:*	Tätigkeit: *Činnosť:*	Zustand des Betreuten: *Stav opatrovanej osoby:*	Meine Reaktion: *Moja reakcia:*	Nicht vergessen: *Nezabudnúť:*

10

Aussprache – Výslovnosť

© Springer-Verlag Berlin Heidelberg 2016
N. Konopinski-Klein, *Slowakisch-Deutsch für die Pflege zu Hause*, DOI 10.1007/978-3-662-49025-9_11

In vielen Wörterbüchern gibt es die phonetischen Tafeln. Diese sollten die Aussprache und das Erlernen der entsprechenden Sprache erleichtern. Oft sind sie nur gut verständlich für Personen mit Erfahrung im Sprachenlernen, daher werden sie relativ selten benutzt.

Vo viacerých slovníkoch cudzích jazykov sa nachádzajú fonetické tabuľky, ktoré majú uľahčiť vyslovovanie a učenie cudzieho jazyka. Častokrát sú však tieto tabuľky pochopiteľné len pre skúsených samoukov cudzích jazykov, preto sa používajú len zriedka.

Ich werde versuchen, Ihnen die wichtigsten Ausspracheregeln anhand von Beispielen zu erklären [Lautschrift in eckigen Klammern]:

Pokúsim sa Vám vysvetliť najdôležitejšie pravidlá výslovnosti na základe príkladov [výslovnosť v hranatej zátvorke]:

a, b, d, e, f, g, h, i, j, k, l, m, n, o, p, r, s, t, u, w, x: werden wie im Slowakischen ausgesprochen. –

… vyslovovanie ako v slovenskom jazyku

❯ **Das Alphabet wird fast wie im Slowakischen ausgesprochen. –**
   Abeceda sa vyslovuje skoro ako v slovenskom jazyku.

[a, be, ce, de, e, ef, ge, ha, i, jot, ka, el, em, en, o, pe, er, es, te, u, we, iks, ypsylon, cet]

❯ **mm, nn, bb, nn, tt, ll, aa: Doppelbuchstaben werden wie ein Buchstabe ausgesprochen. Bei doppelten Konsonanten wird der Vokal davor kurz gesprochen. –**
   Dvojité písmená sa vyslovujú ako jedno. Pri dvojitých spoluhláskach sa samohláska pred nimi vyslovuje krátko.

Marianne, bitte, beginnen, Aal – *Marianna, prosím, začni, úhor*
   [Mariane, bite, beginen, al]

❯ **a: wird wie slowakisches „a" ausgesprochen; vor einem „h" länger. – a:** *sa vyslovuje ako v slovenskom jazyku, ak je „a" pred „h" vyslovuje sa dlho.*

Mama, Frau, Gras, Sahne, mahlen –
   mama, pani, tráva, sladká smotana, maľovať
   [mama, frau, gras, saane, maalen]

❯ **e: wird wie slowakisches „e" ausgesprochen. – e:** *sa vyslovuje ako v slovenskom jazyku.*

Emil, Nest, Rente – *Emil, hniezdo, penzia*
   [Emil, nest, rente]

❯ **eh: langes „e" wie „ej". – *eh: dlhé "e" ako "ej".***

Ehe, gehen, Reh – *manželstvo, ísť, jeleň*
    [eje, gejen, rej]

❯ **ei/ai: wie „aj". – *ei/ai: vyslovuje sa ako „aj".***

Meister, reisen, weisen, Waise – *majster, cestovať, prikázať, sirota*
    [majster, rajsen, wajsen, wajse]

❯ **eu: wie „oj". – *eu: vyslovuje sa ako „oj".***

Rheuma, vorbeugen, Leute – *reuma, predchádzať, ľudia*
    [rojma, vobojgen, lojte]

❯ **ä: wird wie slowakisches „e" ausgesprochen. –**
    ä: vyslovuje sa ako „e" v slovenskom jazyku.

Bäcker, Wände, Bände – *pekár, steny, zväzky*
    [beker, wende, bende]

❯ **c: am Anfang der Fremdwörter (vor Konsonant) wie slowaki-**
    sches „k" ausgesprochen, am Anfang der Fremdwörter (vor
    Vokal) wie slowakisches „c" ausgesprochen. –
    c: na začiatku cudzích slov pred (spoluhláskou) vyslovujte
    ako slovenské „k", na začiatku cudzích slov (pred samohláskou)
    vyslovujte ako slovenské „c".

Clown, Creme, Cellophan – *klaun, krém, celofán*
    [klaun, krem, celofan]

❯ **ch: am Wortanfang regional unterschiedlich als" „k, „cz", „ch"**
    ausgesprochen, im Wort als „ch" wie im Slowakischen. –
    ch: na začiatku slova existujú regionálne rozdiely vo vyslo-
    vovaní „k", „cz", „ch", v slove sa „ch" vyslovuje ako v slovenskom
    jazyku.

erbleichen, erbrechen, einbrechen – *zblednúť, vracať, vlámať sa*
    [erblajchen, erbrechen, ajnbrechen]

❯ **ck: wird als „k" ausgesprochen. – *ck: vyslovuje sa ako „k".***

backen, decken, hacken, Sack – *piecť, kryť, sekať, vrece*
    [baken, deken, haken, zak]

❯ **h: am Wortanfang wie „h", nach einem Vokal verlängert sich dessen Aussprache. –**
  h: na začiatku slova ako „h", ak nasleduje po samohláske, predlžuje sa ním jej výslovnosť. Samohláska sa vyslovuje "dlho".

Haus, Sahne, Sehne – *dom, sladká smotana, šľacha*
  [haus, saane, sejne]

❯ **ie: wie i. –** *ie: vyslovuje sa ako „i".*

bieten, Wiese, Liebe – *ponúkať, lúka, láska*
  [biten, wise, libe]

❯ **ö: wird wie ein reines „y" ausgesprochen. –**
  ö: vyslovuje sa ako čisté „y".

mögen, schwören, erlöschen – *ľúbiť, prisahať, vymazať*
  [mygen, švyren, erlyšen]

❯ **ß: wie „s". –** *ß: vyslovuje sa ako „s".*

❯ **s: im Wort wird wie slowakisches „z" ausgesprochen. –**
  s: vo vnútri slova sa vyslovuje ako slovenské „z".

reisen, Rasen, Besen – *cestovať, trávnik, metla*
  [rajzen, razen, beezen]

❯ **sp: am Anfang des Wortes wie „šp", im Wort bei zusammen-gesetzten Worten bzw. nach einer Vorsilbe als „šp" und in Worten, die als Wortstamm gelten (meist kurz) als „šp". –**
  sp: na začiatku slova sa vyslovuje ako „šp", vo vnútri slova ako „šp", a v kmeňových slovách ako „sp".

Sport, spielen, sprechen – *šport, hrať sa, hovoriť*
  [šport, špilen, šprechen]
  Beispiel, Besprechung, Bergspitze – *príklad, rokovanie, vrchol*
  [bajšpil, bešprechung, bergšpice]
  Knospe, raspeln, Wespe – *puk, strúhať, osa*
  [knospe, raspeln, wespe]

❯ **st: am Anfang des Wortes wie „št", im Wort bei zusammen-gesetzten Worten bzw. nach einer Vorsilbe als „št" und in Worten, die als Wortstamm gelten (meist kurz) als „st". –**

> *st: na začiatku slova ako „št" pri zložených slovách príp. pri prefixoch ako „št" a v kmeňových slovách ako „st".*

Stau, stehen, Stein – *zápcha, stáť, kameň*
   [štau, štejen, štajn]
   Bestellung, Raststätte, aufsteigen –
   objednávka, odpočívadlo, postúpiť
   [beštelung, rastštete, aufštajgen]
   Rest, trist, Kleister – *zvyšok, bezútešný, glej/ lepidlo*
   [rest, trist, klajster]

❯ **sch: als „š". – *sch: vyslovuje sa ako „š".***

Schule, schreiben, schließen – *škola, písať, zatvoriť*
   [šule, šrajben, šlisen]

❯ **tz: wird wie „c" ausgesprochen. – *tz: vyslovuje sa ako „c".***

Witz, Trotz, Latz – *vtip, napriek, päťka*
   [wic, troc, lac]

❯ **tsch: wie „č". – *tsch: vyslovuje sa ako „č".***

tschüss, Tratsch, matschig – *ahoj, klebeta, mľazgavé*
   [čys, trač, mačig]

❯ **ü: wird wie eine Mischung aus „y" und „i" ausgesprochen. – *ü: vyslovuje sa ako zmes z „y" a „i".***

Mühe, müssen, Nüsse – *snaha, musieť, orechy*
   [myje, mysen, nyse]

❯ **z: wie slowakisches „c". – *z: vyslovuje sa ako slovenské „c".***

Zweck, Zecke, Zeit, kurz – *účel, kliešť, čas, krátko*
   [cfek, ceke, cajt, kurc]

Nachfolgend ein paar Zungenbrecher. Versuchen Sie, die ganzen Sätze laut zu lesen. So oft wie möglich. Vergleichen Sie die Schreibweise mit der Aussprache. So werden Sie später keine Probleme beim Lesen haben. Die Betonung habe ich mit fett gedruckten Buchstaben markiert.

Nasleduje zopár jazykolamov. Pokúste sa prečítať nahlas vždy celú vetu, tak často ako to bude možné. Porovnajte si písanú po-

dobu s Vašou výslovnosťou. Takýmto spôsobom sa vyhnete budúcim problémom pri čítaní. Zdôrazňovanie je označené tučným písmom.

Zungenbrecher – *jazykolamy*

- Schöne Schülerinnen spielen am Start mit Spatzen.
  [**šy**ne **šy**lerinen **š**pilen am **š**tart mit **š**pacen]
  Pekné školáčky sa na štarte hrajú s vrabcami.

- Die Würzburger Bäcker weinen, weil wieder die Zeit zu kurz wurde.
  [die **wy**rcburger **be**ker **wa**jnen, **wa**jl wider di **ca**jt zu kurc wurde]
  Pekári z Würzburgu plačú, lebo čas rýchlo ubehol.

- Die Chemiemeister gehen oder reisen mit Schülern nach China.
  [die **ke**mimajster **ge**jen oder **ra**jzen mit **šy**lern nach **ki**na]
  Majstri chemici idú alebo cestujú so školákmi do Číny.

- In München lehren die Lehrer ohne Mühe fließend zu schreiben.
  [in **my**nsien **le**eren die **le**erer **oo**ne **my**je flisend zu **š**rajben]
  V Mníchove Vás učitelia ľahko naučia písať plynule.

- Kleine Zecken springen schnell zwischen den kurzen Besenborsten.
  [**kla**jne **ce**ken **š**pringen **š**nel **cwi**šen den kurcen besenborsten]
  Malé kliešte preskočia rýchlo medzi krátkymi štetinami metly.

- Die in Europa gültige Währung ist der Euro.
  [di**e** in **oj**ropa **gy**ltige **we**erung **i**st der **oj**ro]
  Platným platidlom v Európe je Euro.

Grammatik – Gramatika

© Springer-Verlag Berlin Heidelberg 2016
N. Konopinski-Klein, *Slowakisch-Deutsch für die Pflege zu Hause*, DOI 10.1007/978-3-662-49025-9_12

Wenn Sie Interesse an der deutschen Sprache entwickelt haben und Ihre Kenntnisse erweitern wollen, empfehle ich Ihnen, sich genauer mit der Grammatik auseinanderzusetzen, und vor allem, so viele Wörter wie möglich zu lernen. Am besten lernt man durch Gespräche und Lesen. Nachfolgend zwei Bereiche, die auf jeden Fall angesprochen werden müssen:

Ak sa zaujímate o nemecký jazyk a chcete si prehĺbiť Vaše vedomosti, odporúčam Vám hlbšie sa zaoberať jeho gramatikou, predovšetkým sa ale naučiť čo najviac cudzích slovíčok. Najlepšie sa cudzí jazyk učí rozhovormi a čítaním. Nasledujú dve oblasti, ktoré musím obzvlášť vyzdvihnúť:

- **Substantive – *Podstatné mená***

Wahrscheinlich haben Sie sich schon beim Blättern in Zeitschriften oder Büchern gewundert, warum es so viele Wörter gibt, die mit großen Buchstaben beginnen. Die Wörter in der slowakischen Sprache beginnen nur unter bestimmten Voraussetzungen, die ich hier nicht erwähnen muss, mit dem großen Buchstaben.

Už pri listovaní časopisov alebo kníh ste sa mohli čudovať, prečo sa toľko slov píše s veľkým začiatočným písmenom. V slovenskom jazyku píšeme veľké začiatočné písmeno len za určitých predpokladov, ktoré tu teraz osobitne nemusím uvádzať.

In deutschen Sätzen sind manche Wörter groß geschrieben, auch wenn sie nicht am Satzanfang stehen. Das sind Substantive, denn im Deutschen werden alle Substantive groß geschrieben. Das ist eine Erleichterung beim Lesen und Erkennen der Wörter.

V nemeckom jazyku sa niektoré slová začínajú veľkým písmenom, aj keď nestoja na začiatku vety. Tieto slová sú podstatné mená. V nemeckom jazyku sa všetky podstatné mená píšu s veľkým začiatočným písmenom. Táto informácia Vám pomôže ich rozpoznať pri čítaní.

- **Kleiner, aber nötiger Ausflug in die Welt der Verben – *Krátky, ale dôležitý výlet do sveta slovies***

Die meisten Dialoge in diesem Buch sind in der Gegenwartsform geschrieben. Wenn Sie die **Vergangenheit** ansprechen möchten, stehen in der Umgangssprache zwei Zeiten zur Verfügung.

1. **Imperfekt** – wird meist bei Erzählungen über die Vergangenheit genutzt, z. B. in Büchern oder wenn jemand eine Geschichte erzählt.
2. **Perfekt** – wird meist in der täglichen Sprache benutzt. Zur Bildung verwendet man die Hilfsverben „sein" und „haben". Sie sollten als Erstes die Konjugation dieser zwei Verben auswendig lernen.

12

Wenn Sie über die **Zukunft** sprechen möchten, benutzen Sie einfach das Hilfsverb „werden" (Zukunftsform von „sein"). Oftmals reicht es auch, die Gegenwart zu benutzen, z. B. „morgen gehe ich zum Arzt".

*Väčšina dialógov v tejto knihe je písaná v prítomnom čase. Ak chcete hovoriť o **minulosti**, máte v hovorovej nemčine dve možnosti:*

1. **Jednoduchý minulý čas** – *často sa používa pri rozprávaní o minulosti, napr. v knihách alebo keď niekto rozpráva príbeh.*
2. **Zložený minulý čas** – *sa väčšinou používa v hovorovej reči. Na jeho zloženie sa používajú pomocné slovesá „byť" a „mať". Ako prvé by ste sa mali naučiť časovanie týchto pomocných slovies.*

Ak chcete hovoriť v budúcom čase, používajte pomocné sloveso „byť, stať sa" (čo je forma pomocného slovesa „byť" v budúcom čase). Často stačí, keď použijete prítomný čas, napríklad: „zajtra idem k lekárovi".

Es gibt Menschen, die aus Unkenntnis der richtigen Konjugation das Hilfsverb „tun" benutzen, z. B. „ich tue staubsaugen", „jetzt tust du essen". Das ist inkorrekt und unelegant. Auch wenn Sie das hören sollten, gewöhnen Sie sich diese Unart nicht an.

Niektoré osoby v dôsledku neznalosti správneho časovania používajú pomocné sloveso "robiť", napr. "ja robím vysávanie", "teraz robíš jedenie". Nie je to gramaticky správne a neznie to veľmi elegantne. Aj keď tieto výrazy možno budete počuť, neučte sa ich.

Ich versuche, Ihnen anhand von Beispielen die Grundregeln der Konjugation zu erklären. Die Verben „sein" und „haben" sind die Basiswörter. Diese Wörter werden auch in der Konjugation mitbenutzt. Es gibt (wie im Slowakischen) eine regelmäßige Konjugation. Diese erkläre ich Ihnen. Und es gibt unregelmäßige Verben, einige oft benutzte habe ich unten aufgeführt. Sie werden mit der Zeit die Sprache immer besser beherrschen. Dann greifen Sie, wenn Sie möchten, bitte zu Fachbüchern über Grammatik.

V tejto kapitole sa Vás na základe jednoduchých príkladov pokúsim naučiť základné pravidlá časovania. Základné slová sú slovesá "byť" a "mať". Tieto slová budú používané pri časovaní. Tak ako aj v Slovenčine existuje časovanie slovies tak aj v Nemčine je pravidelné časovanie. Tieto pravidlá Vám taktiež vysvetlím. Okrem nich existujú nepravidelné slovesá, tie, ktoré sa najčastejšie vyskytujú nájdete v tabuľke na konci tejto kapitoly. Časom budete túto reč ovládať lepšie a lepšie. Ak si budete chcieť prehlbovať vedomosti o gramatike, budete musieť siahnuť po odborných príručkách o gramatike.

Und noch eine Bemerkung: – *Ešte jedna pripomienka:*

Was jetzt kommt, klingt im ersten Moment kompliziert und schwer. Ist es aber nicht. Versuchen Sie, die nachfolgenden Zusammenstellungen laut zu lesen, und Sie werden feststellen, es ist wie in der Musik. Es gibt einen Rhythmus, und manches wiederholt sich, wie der Refrain eines Liedes. Mit diesem Gedanken wird es Ihnen leichter fallen. Benutzen Sie Ihre Musikalität, finden Sie einen eigenen Takt, und wenn Sie in diesem Takt die Wörter wiederholen, merken Sie sich diese besser.

To, čo teraz nasleduje sa na prvý pohľad zdá komplikované a ťažké. Ale nie je to tak. Pokúste si nasledovný text čítať nahlas a zistíte, že je to ako s hudbou. Má to všetko vlastný rytmus a niekedy sa to opakuje, ako keby to bol refrén piesne. Možno Vám táto moja myšlienka uľahčí učenie. Používajte svoju muzikalitu, nájdite si vlastný rytmus a keď si slová budete opakovať vo svojom rytme, určite si ich lepšie zapamätáte.

So, jetzt geht es los: – *Ideme na to:*

◘ Tab. 12.1 und ◘ Tab. 12.2 geben eine Übersicht über die Konjugation der Verben „haben und „sein". Dies sollten Sie spaltenweise lernen und immer die Person dazu sagen (ich, du …).

◘ Tab. 12.1 *und* ◘ Tab. 12.2 *obsahujú prehľad o časovaní slovies "mať" a "byť". Tieto by ste sa mali naučiť po stĺpcoch a vždy si k tomu pridať správnu osobu (ja, ty …)*

12

◘ **Tab. 12.1**   sein – *byť* (unregelmäßig – *nepravidelné časovanie*)

Gegenwart	Vergangenheit Erzählung	Vergangenheit Alltag	Zukunft
Prítomný čas	*Jednoduchý minulý čas*	*Zložený minulý čas*	*Budúci čas*
ich bin *ja som*	ich war *bola som*	ich bin gewesen	ich werde sein *budem*
du bist *ty si*	du warst *ty si bol*	du bist gewesen	du wirst sein *budeš*
er, sie, es ist *on, ona, ono je*	er, sie, es war *on, ona, ono bolo*	er, sie, es ist gewesen	er, sie, es wird sein *on, ona, ono bude*
wir sind *my sme*	wir waren *my sme boli*	wir sind gewesen	wir werden sein *my budeme*
ihr seid *vy ste*	ihr wart *vy ste boli*	ihr seid gewesen	ihr werdet sein *vy budete*
sie sind *oni sú*	sie waren *oni boli*	sie sind gewesen	sie werden sein *oni budú*

◘ Tab. 12.2 haben – *mať* (unregelmäßig – *nepravidelné časovanie*)

Gegenwart	Vergangenheit Erzählung	Vergangenheit Alltag	Zukunft
Prítomný čas	*Jednoduchý minulý čas*	*Zložený minulý čas*	*Budúci čas*
ich habe *ja mám*	ich hatte *mala som*	ich habe gehabt	ich werde haben *budem mať*
du hast *ty máš*	du hattest *mala si*	du hast gehabt	du wirst haben *budeš mať*
er, sie, es hat *on, ona, ono má*	er, sie, es hatte *mal/a/o*	er, sie, es hat gehabt	er, sie, es wird haben *on, ona, ono bude mať*
wir haben *máme*	wir hatten *mali sme*	wir haben gehabt	wir werden haben *budeme mať*
ihr habt *vy máte*	ihr hattet *mali ste*	ihr habt gehabt	ihr werdet haben *budete mať*
sie haben *oni majú*	sie hatten *oni mali*	sie haben gehabt	sie werden haben *budú mať*

- **Regelmäßige Verben (ausgewählte Beispiele) – *Pravidelné slovesá (vybrané príklady)***

Beispiele für Gegenwart: – *Príklady v prítomnom čase:*

Grundform *základné slovo*	kochen, kaufen, machen, sagen *variť, nakupovať, robiť, hovoriť*
Stamm *kmeň slova*	koch-, kauf-, mach-, sag-
ich **koch**e, ich **kauf**e, ich **mach**e, ich **sag**e	ich + Stamm mit Endung **-e**
ja varím, ja nakupujem, ja robím, ja hovorím	*ja + kmeň slova + koncovka -e*
du **koch**st, du **kauf**st, du **mach**st, du **sag**st	du + Stamm mit Endung **-st**
er **koch**t, er **kauf**t, er **mach**t, er **sag**t	er, sie, es + Stamm mit Endung **-t**
wir **koch**en, wir **kauf**en, wir **mach**en, wir **sag**en	wir + Stamm mit Endung **-en**
ihr **koch**t, ihr **kauf**t, ihr **mach**t, ihr **sag**t	ihr + Stamm mit Endung **-t**
sie **koch**en, sie **kauf**en, sie **mach**en, sie **sag**en	sie + Stamm mit Endung **-en**

V tejto tabuľke je slovenský príklad s „ja". Ďalšie osoby môžete vyčítať priamo z nasledovných riadkov.

- **Vergangenheit für Erzählungen: –** *Jednoduchý minulý čas (rozprávacia forma):*

ich **koch**te, ich **kauf**te, ich **mach**te, ich **sag**te	**ich** + Stamm mit Endung **-te**
ja som varila, nakupovala, robila, hovorila	*ja + kmeň slova + koncovka -te*
du **koch**test, du **kauf**test, du **mach**test, du **sag**test	**du** + Stamm mit Endung **-test**
er **koch**te, er **kauf**te, er **mach**te, er **sag**te	**er, sie, es** + Stamm mit Endung **-e**
wir **koch**ten, wir **kauf**ten, wir **mach**ten, wir **sag**ten	**wir** + Stamm mit Endung **-en**
ihr **koch**tet, ihr **kauf**tet, ihr **mach**tet, ihr **sag**tet	**ihr** + Stamm mit Endung **-tet** (selten – *zriedkavo používané*)
sie **koch**ten, sie **kauf**ten, sie **mach**ten, sie **sag**ten	**sie** + Stamm mit Endung **-ten**

- **Vergangenheit im Alltag: –** *zložený minulý čas (každodenné používanie)*

ich habe ge**kocht**, ich habe ge**kauft**, ich habe ge**macht**	**ich** + **habe** + **ge-** Stamm **-t**
ja som varila, ja som nakupovala, ja som robila	*ja + som + kmeň slova + koncovka -t*
du hast ge**kocht**, du hast ge**kauft**, du hast ge**macht**	**du** + **hast** + **ge-** Stamm **-t**
sie hat ge**kocht**, sie hat ge**kauft**, sie hat ge**macht**	**er, sie, es** + **hat** + **ge-** Stamm **-t**
wir haben ge**kocht**, wir haben ge**kauft**, wir haben ge**macht**	**wir** + **haben** + **ge-** Stamm **-t**
ihr habt ge**kocht**, ihr habt ge**kauft**, ihr habt ge**macht**	**ihr** + **habt** + **ge-** Stamm **-t**
sie haben ge**kocht**, sie haben ge**kauft**, sie haben ge**macht**	**sie** + **haben** + **ge-** Stamm **-t**

Es gibt einige Verben, bei denen die Vergangenheit nicht mit „haben", sondern mit „sein" gebildet wird. Diese Verben bereiten oft Unsicherheiten. Einige Wörter, die nur mit „sein" vorkommen, sind Verben der Bewegung:

Existuje niekoľko slovies, pri ktorých sa minulá forma netvorí so slovesom "mať" ale "byť". Tieto slovesá často spôsobujú zmätok a možno Vás dokážu zneistiť. Niektoré slová, ktoré sa tvoria so slovesom "byť" sú slovesá v pohybe:

abbiegen	ich bin abgebogen	*odbočiť*	*odbočila som*
bleiben	ich bin geblieben	*zostať*	*zostala som*
fallen	ich bin gefallen	*padnúť*	*padla som*
fliehen	ich bin geflohen	*utiecť*	*utiekla som*
gehen	ich bin gegangen	*ísť*	*išla som*
laufen	ich bin gelaufen	*chodiť*	*chodila som*
rennen	ich bin gerannt	*bežať*	*bežala som*
schleichen	ich bin geschlichen	*liezť*	*liezla som*
schwellen	die Hand ist geschwollen	*puchnúť*	*puchla som*
springen	ich bin gesprungen	*skákať*	*skákala som*
steigen	die Temperatur ist gestiegen	*stúpať*	*stúpala som*
sterben	sie ist gestorben	*umierať*	*umrela som*
wachsen	ich bin gewachsen	*rásť*	*vyrástla som*
werden	ich bin geworden	*byť*	*stala som sa*
verschwinden	ich bin verschwunden	*zmiznúť*	*zmizla som*

- **Aktiv und Passiv – *Aktívne a pasívne***

Die Unterscheidung, ob man die Vergangenheit mit Hilfsverb „sein" oder „haben" bildet, kann man mit ausführlicher grammatikalischer Erklärung begründen. Für interessierte Personen stehen Grammatikbücher zur Verfügung. An dieser Stelle aber biete ich eine kleine Hilfe an, die die Unterscheidung erleichtert: die aktive oder passive Form der Verben. Die Unterscheidung zwischen Aktiv und Passiv gibt es für alle Zeitformen, in der Vergangenheitsform hat sie aber einen zusätzlichen, praktischen Nutzen, wenn man unsicher ist, ob man die Vergangenheit mit sein oder haben bildet. Wenn man unsicher ist, welche Form richtig ist, kann man gedanklich die Frage beantworten: Habe ich etwas gemacht oder ist mit mir etwas gemacht worden? War ich aktiv oder passiv?

Rozlišovanie používania pomocných slovies "byť" a "mať" pri tvorení minulosti sa dá gramaticky obsiahle zdôvodniť. Pre záujemcov existuje odborná literatúra s nemeckou gramatikou. Na tomto mieste Vám poradím, ako najľahšie rozlišovať aktívnu alebo pasívnu formu slovies. Rozlišovanie medzi aktívnou a pasívnou formou nájdete vo všetkých časoch, v minulej forme má toto rozlíšenie ale podstatný

praktický význam: Ak ste si nie istá, ktorá forma je správna, skúste si
v mysli zodpovedať nasledovnú otázku: Robila som niečo – bola som
aktívna alebo bolo mi niečo urobené – bola som pasívna?

- ■ **Beispiele der häufigsten Fehlerquellen: –**
  Príklady najčastejších zdrojov chýb:

Ich **habe** – etwas gemacht „was?" – aktiv	Ich **bin** – etwas ist gemacht worden „wie?" – passiv
Čo som robila? - aktívne	*Čo mi bolo urobené? - pasívne*
Ich habe gekocht (Was habe ich getan?)	Ich bin gekocht worden (Wie bin ich? Kann ich das überhaupt sein?)
Ja som varila. (Čo som robila?)	*Ja som bola varená. (Čo som bola? Môže to vôbec byť?)*
Ich habe gegessen (Ich habe etwas getan)	Ich bin gegessen worden (möglich, aber?)
Zjedla som (ja som niečo urobila).	*Bola som zjedená (možné, ale?)*
Ich habe geliebt (ich habe etwas getan)	Ich bin geliebt worden (jemand liebte mich)
Ja som ľúbila (ja som niečo robila).	*Bola som ľúbená (niekto ľúbil mňa).*
Ich habe gesehen, wie das passierte (ich war aktiv)	Ich bin gesehen worden (ich wurde gesehen)
Videla som, čo sa stalo (bola som aktívna).	*Bola som videná (niekto ma videl).*
Ich habe ihn geschlagen (ich war aktiv)	Ich bin geschlagen worden (man hat mich geschlagen)
Udrela som ho (ja som bola aktívna).	*Bola som udrená (niekto ma udrel).*
Ich habe dich erschreckt (ich war aktiv)	Ich bin erschreckt worden (man hat mich erschreckt)
Nastrašila som ťa (bola som aktívna).	*Bola som nastrašená (niekto ma nastrašil).*
Ich habe ein Kind geboren (ich war aktiv)	Ich bin geboren worden (man hat mich geboren)
Porodila som dieťa (bola som aktívna).	*Bola som narodená (niekto ma porodil).*

12

- **Zukunft –** *Budúci čas*

ich werde **koch**en, ich werde **kauf**en, ich werde **mach**en	**ich** + **werde**+ Stamm -en
budem variť, budem nakupovať, budem robiť	*ja + budem + kmeň slova + koncovka -en*
du wirst **koch**en, du wirst **kauf**en, du wirst **mach**en	**du** + **wirst** + Stamm-en
er, sie, es wird **koch**en, wird **kauf**en, wird **mach**en	**er, sie, es** + **wird**+ Stamm -en
wir werden **koch**en, wir werden **kauf**en, wir werden **mach**en	**wir**+ **werden** + Stamm -en
ihr werdet **koch**en, ihr werdet **kauf**en, ihr werdet **mach**en	**ihr** + **werdet** + Stamm -en
sie werden **koch**en, sie werden **kauf**en, sie werden **mach**en	**sie** + **werden** + Stamm -en

- **Unregelmäßige Verben –** *Nepravidelné slovesá*

Und zum Schluss die Ausnahmen, also einige unregelmäßige und gemischte Verben:

A nakoniec výnimky, teda niektoré vybrané nepravidelné a zmiešané formy slovies:

backen	backte	hat gebacken	*piecť*
beginnen	begann	hat begonnen	*začínať*
bleiben	blieb	ist geblieben	*zostať*
brechen	brach	ist gebrochen	*zlomiť*
denken	dachte	hat gedacht	*myslieť*
erschrecken	erschrak	ist erschrocken	*nastrašiť*
essen	aß	hat gegessen	*jesť*
fahren	fuhr	ist gefahren	*ísť, jazdiť*
fallen	fiel	ist gefallen	*padnúť*
finden	fand	hat gefunden	*nájsť*
frieren	fror	hat gefroren	*mrznúť*
geben	gab	hat gegeben	*dať*
gehen	ging	ist gegangen	*ísť*
gelingen	gelang	ist gelungen	*podariť sa*
geschehen	geschah	ist geschehen	*stať sa, udiať sa*
gewinnen	gewann	hat gewonnen	*vyhrať*
haben	hatte	hat gehabt	*mať*

halten	hielt	hat gehalten	*držať*
hängen	hing	ist gehangen	*visieť*
helfen	half	hat geholfen	*pomáhať*
kennen	kannte	hat gekannt	*poznať*
können	konnte	hat gekonnt	*môcť / vedieť*
kommen	kam	ist gekommen	*prísť*
laufen	lief	ist gelaufen	*ísť, bežať*
leiden	litt	hat gelitten	*trpieť*
liegen	lag	ist/hat gelegen	*ležať*
lügen	log	hat gelogen	*klamať*
mögen	mochte	hat gemocht	*mať rád*
müssen	musste	hat gemusst	*musieť*
nehmen	nahm	hat genommen	*vziať*
reiben	rieb	hat gerieben	*trieť*
reißen	riss	ist gerissen	*trhať*
rennen	rannte	ist gerannt	*bežať*
riechen	roch	hat gerochen	*cítiť / páchnuť*
rufen	rief	hat gerufen	*volať*
schlafen	schlief	hat geschlafen	*spať*
schlagen	schlug	hat geschlagen	*biť / udierať*
schneiden	schnitt	hat geschnitten	*krájať*
schreiben	schrieb	hat geschrieben	*písať*
schweigen	schwieg	hat geschwiegen	*mlčať*
sehen	sah	hat gesehen	*vidieť*
singen	sang	hat gesungen	*spievať*
sitzen	saß	ist/hat gesessen	*sedieť*
sprechen	sprach	hat gesprochen	*hovoriť*
stechen	stach	hat gestochen	*pichať*
stehen	stand	ist/hat gestanden	*stáť*
sterben	starb	ist gestorben	*umierať*
stinken	stank	hat gestunken	*smrdieť*
streiten	stritt	hat gestritten	*hádať sa*
tragen	trug	hat getragen	*niesť*
treffen	traf	hat getroffen	*stretnúť sa*
trinken	trank	hat getrunken	*piť*

12

tun	tat	hat getan	*robiť*
vergessen	vergaß	hat vergessen	*zabudnúť*
verlieren	verlor	hat verloren	*stratiť*
waschen	wusch	hat gewaschen	*umyť*
werfen	warf	hat geworfen	*hodiť*
wiegen	wog	hat gewogen	*vážiť*
wissen	wusste	hat gewusst	*vedieť*
wollen	wollte	hat gewollt	*chcieť*
ziehen	zog	hat gezogen	*ťahať*
zwingen	zwang	hat gezwungen	*nútiť*

Serviceteil

Stichwortverzeichnis – 184

Register – 187

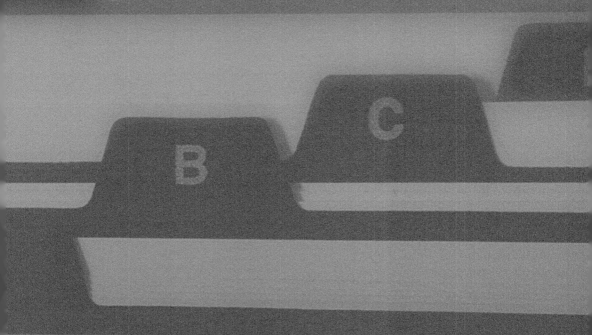

© Springer-Verlag Berlin Heidelberg 2016
N. Konopinski-Klein, *Slowakisch-Deutsch für die Pflege zu Hause*, DOI 10.1007/978-3-662-49025-9

Stichwortverzeichnis

A

abbiegen 177
Abend 10
Abendessen 126
Absatz 124
Adresse 11, 154
Allerheiligen 39
Alphabet 166
alt 41
Alter 11
Angehörigen 157
Anziehen 120
Apfel 137
Ärmel 69
Aufstehen 76, 110
Aufwachen 77
Aufzug 92
Auge 116
Augenbrauen 116
Ausbildung 14
ausruhen 19
Außen 64
Aussprache 165
Auto 14

B

backen 16, 179
baden 101
Badezimmer 100
Befinden 24
beginnen 179
Begrüßung 10
bequem 42
Beruf 14, 15
Besserung 24
Bett 111
Bettpfanne 80, 113
Bettwäsche 97, 111
Bier 139
Bilder 96
Birne 137
bleiben 177
Blumen 96
Blumenkohl 137
Blutdruck 69
Bonbons 138
bösartig 46
Brille 81, 116
Brot 127, 135

Bus 14
Butter 127

D

Danke 19, 23
Decke 111
Dekubitus 78
dick 46
Diele 93
Dorf 13
Duft 102
dumm 46

E

Ei 127
Eigenschaften 41
Einkaufen 132
Einkaufszettel 134
einschlafen 76
Enkelkinder 12, 121
erbleichen 167
Erdbeere 137
Erdgeschoss 13
Erfahrung 18
Erkältung 64
Essig 138

F

fahren 179
fallen 177
Familie 11
Familienmitglieder 13
Farben 40
Feiertage 35
Fernsehen 17
Fernseher 94
Feuerwehr 156
Fische 136
Flugzeug 14
Fotoalben 95
fragen 18, 22
Freund 11
freundlich 46
frisch 25
fröhlich 46
Frühstück 125
Führerschein 15

Fuß 119
Fußbekleidung 122

G

Gabel 99
Gästezimmer 97
geben 179
Geburtsdatum 11
Geburtsort 11
Geburtstag 35
Gefahr 155
gefährlich 42
gehen 177
Gehstock 80
Geld 134
Gemüse 130
genau 86
Gepäck 20
geschieden 12
Gesundheit 24
Getränke 139
Glas 99
Glück 24
Glückwünsche 24
Grammatik 171
groß 42
Grüße 24
Gurke 137
Gürtel 122

H

Haare 118
haben 175
Halstuch 122
Hand 119
Handarbeit 16
Handlauf 92
Handschuhe 122
Handtuch 101
Hauptgericht 125
Haus 13, 92
Hausarzt 37, 156
Hausschuhe 93
Haustier 107
Haut 77
heiß 25, 42
heißen 10
Heizen 103
helfen 180

Stichwortverzeichnis

Hemd 121
Himbeere 137
Himmelskörper 53
Himmelsrichtungen 53
hinten 52
Hinweise 1
Honig 127
Hörgerät 82, 117
Hose 121
Hund 107
Husten 66

I

Inkontinenz 72
Innen 64
interessant 47
Interessen 15

J

Jacke 121
Jahreszeiten 34

K

kalt 25, 33
Kamm 139
Käse 127
Katze 107
Kette 123
Kilogramm 32
Kinder 12
Kirche 27
klar 25
Kleid 121
Kleidung 97, 120, 121
Knopf 124
kochen 16
Koffer 20
kommen 180
können 180
Kontakt 5
Kopf 56
Kopfkissen 111
Kopfschmerzen 63
Körperfunktion 110
Körperpflege 112
Krankenhaus 139
Krankenwagen 88, 154
Krawatte 122
Küche 98
Kuchen 135
Küchenausrüstung 99

Kühlschrank 98
Kultur 17
kurz 42

L

laufen 177
leise 43
Lesen 17
links 52
Liter 32
Luft 25
lüften 102
Lunge 68

M

machen 20
Mahlzeiten 125
Malen 146
Maßeinheiten 32
Matratze 111
Medikamente 83
Mehl 138
Messer 99
Meter 32
Milch 127
Mittagessen 125
Möhren 137
Monate 34
Morgen 10
müde 19, 64
Mund 118
Mundschutz 81
Musik 17
Mütze 122

N

Nachrichten 17
Nacht 10
Nachtisch 125
Name 10
nehmen 180
nicht 23
Nieren 72
normal 33
Notarzt 156
Noteinweisung 88
Notfallsituationen 149, 153

O

oben 52
Ohr 82, 117
Ohrringe 123
Orange 137
Ostern 35

P

Petersilie 138
Pfanne 99
Pfeffer 138
Pfingsten 35
Pfirsich 137
Pflegeberichte 159
Pflegebett 79
Pflegepatienten 79
Pflegerin 3
Pfund 32
Polizei 156
Positionen 52
pünktlich 40
Putzfrau 105

Q

Quark 127

R

Radieschen 138
Radio 5
Ratespiele 146
rechts 52
Regen 26
reinigen 114
Reis 138
reisen 14
Reißverschluss 123
Religion 27
Rentnerin 15
Ring 123
Rollstuhl 80
ruhig 40
Rührei 127

S

Saft 139, 140
Sahne 127
Salat 131
Salz 138

Sandalen 122
sauber 43
Schimpfen 6
Schlafanzug 123
Schlafen 110
Schlafstörungen 76
Schlafzimmer 96
schlagen 180
Schmerzen 63, 65
Schmuck 121
Schnee 26
schnell 43
Schnupfen 63
Schokolade 139
Schrank 97
schreiben 180
Schublade 96
Schuhe 93, 122
Schulabschluss 14
Schüssel 100
sehen 180
Seife 101
sein 174
Seniorenbetreuung 18
Serviette 100
Sexualität 114
Shampoo 139
sicher 23, 43
Sieb 100
sitzen 180
Socken 122
Sohn 12
Sonnenaufgang 25
Sonnenbrille 116
spät 43
spazieren 16
Spazierengehen 141
Spielen 16
springen 177
Spülmittel 100
Spülung 102
Stadt 13
stechend 65
Stiefel 122
Stimmung 62
Strickjacke 121
Stufen 92
Stuhlgang 71
Sturzgefahr 74
Suppe 125

T

Tablette 63
Tag 10
Tagesplan 109

Tageszeiten 34
Tasse 100
Tee 140
Telefonieren 145
Teller 100
Temperatur 33
Thermometer 63
Tischdecke 100
Tochter 12
Toilettenpapier 102
Toilettenstuhl 80
Tomate 138
Topf 100
tragen 180
Treppenhaus 92
Trinken 20, 131, 180
tun 173

U

Uhr 123
Uhrzeit 40
umziehen 20
unangenehm 43
unten 52
Unterhose 122
Unterwäsche 122
Urinflasche 80

V

verabschieden 10
vergessen 181
Vergnügen 16
verheiratet 11
Versicherungskarte 85
Verstopfung 70
verwitwet 12
vor 52
vorlesen 76
Vorname 11
vorne 52
vorsichtig 25

W

wachsen 177
Wahrscheinlich 23
Wandern 17
warm 33
Warnung 150
waschen 20, 181
Wasser 20, 67, 101
Wechselgeld 134

Weihnachten 36
werden 177
Wetter 25
Wichtig 141
Windel 72
windig 25
wissen 181
Woche 10
Wochentage 34
Wohnort 13
Wohnung 13, 92
Wohnzimmer 94
Wurst 126

Z

Zahlen 30
Zahnbürste 139
Zähne 118
Zahnpasta 139
Zeichnen 146
Zeitschriften 5
Zeitung 17
ziehend 65
Zimmer 20, 97
Zitrone 137
Zudecke 111
Zug 14
zurück 52
Zusammenarbeit 18
Zwetschge 137
Zwiebel 138

Register

A

abeceda   166
adresa   11, 154
alebo   13
auto   14
autobus   14

B

batožinu   20
bezpečný   43
biť   180
blejzer   121
bolesti   63, 65
bolí hlava   63
broskyňa   137
bydlisko   13
byt   92
byť   174, 177

Č

čaj   140
čas   40
časopisy   6
časti dňa   34
chladnička   98
chlieb   127, 135
chodidlo   119
chodiť   177
čiapka   122
cibuľa   138
čísla   30
čistý   25, 43
čítanie   17
citrón   137
čižmy   122
členovia rodiny   13
čokoláda   139
cukríky   138

D

ďakujem   19, 23, 24
dať   179
dátum narodenia   11
dážď   26
dcéru   12
dedina   13

deň   10
deti   12
dezert   125
dni v týždni   34
dôchodkyňa   15
dôležité   141
dom   13, 92
domáce zvieratá   107
domáci lekár   156

F

farby   40
fľaša na moč   80
fotoalbumy   95
funt   32

G

gombík   124
gramatika   171

H

hádanky   146
hlava   56
hlavné jedlo   125
hlúpy   46
hodinky   123
hore   52
horúci   42
horúco   25
hosťovská izba   97
hrebeň   139
hrniec   100
hruška   137
hry   16
hudba   17

I

ietadl   14
inkontinencia   73
invalidný vozík   80
ísť   177
istá   23
izba   94, 97
izbu   20

J

jablko   137
jahoda   137
jazdiť   179
jedlá   125
jednotky a miery   32

K

karfiol   137
kartička poistenca   85
kašeľ   66
kilogram   32
klobása   126
koláč   135
kontakt   5
korenie   138
košeľa   121
kostol   27
koža   77
krátky   42
kravata   122
kreslenie   146
kuchyňa   98
kuchynská výbava   99
kufor   20
kultúra   17
kúpanie   101
kúpeľňa   100
kvety   96

L

lieky   83
liter   32
lôžko   111
lôžková misa   80

M

mačka   107
malina   137
maľovanie   146
maslo   127
mať   175
matrac   111
med   127
meno   10, 11
mesiace   34

mesto 13
meter 32
miesto narodenia 11
miska 100
mlieko 127
môcť 180
mozog 75
mrkva 137
múka 138
mydlo 101

N

načas 40
nadávky 6
nádchu 63
nádobu na vyprázdnenie 113
nadol 52
nahor 52
nákupný zoznam 134
nákupy 132
nálada 62
nápoje 139
na prízemí 13
narodeniny 35
naslúchací prístroj 117
naslúchadlo 82
náušnice 123
nebeské telesá 53
nebezpečenstvo 155
nebezpečný 42
nemocnici 139
nepríjemný 43
neskorý 43
nie 23
niesť 180
noc 10
nohavice 121
nohavičky 122
normálne 33
noviny 17
nôž 99
núdzová hospitalizácia 88
núdzové situácie 149, 153

O

obed 125
oblečenie 97, 120, 121
obličky 72
obliekanie 120
obočie 116
obrazy 96
obrus 100
obuv 122

obývacia 94
ocot 138
odbočiť 177
odpočinúť 19
oko 116
okuliare 81, 116
opasok 122
opätok 124
opatrný 25
opatrovacie lôžko 79
opatrovaná osoba 2, 36
opatrovaním starších ľudí 18
opatrovaní pacienti 79
opatrovateľka 3
osobná hygiena 112
osviežila 20
otázky 19, 22

P

padnúť 177
panvica 99
papuče 93
paradajka 138
peniaze 134
perina 111
pes 107
petržlen 138
pichajúce 65
piecť 179
písať 180
piť 180
pitie 20, 131
pivo 139
plán dňa 109
plienku 72
pľúca 68
počasie 25
podávanie správy 160
poduška 111
pohár 99
pohodlný 42
pohotovosť 156
pokojný 40
pokyny 1
polícia 156
polievka 125
pomáhať 180
pomaranč 137
ponožky 122
poruchy spánku 76
posteľné prádlo 97, 111
potešenie 16
povolanie 14, 15
pozdravy 24
požiarnici 156

pranie 105
pravdepodobne 23
praženica 127
prechádzky 16, 141
prechladnutý 66
prečítať 76
predložky 52
predsieň 93
preležaniny 78
presne 86
presní 40
prezliekla 20
priania 24
priateľ 11
priateľský 46
príbuznými 158
prikrývka na posteľ 111
prísť 180
privítanie 10
prosba 151
prostriedky 93
prsteň 123
pyžamo 123

R

rádio 5
raňajky 125
ráno 10
rásť 177
reďkovka 138
retiazka 123
riziko pádu 74
robiť 173
ročné obdobia 34
rodina 11
rozlúčiť 10
rozvedená 12
ručné práce 16
ruka 119
rukáv 69
rukavice 93, 122
rúško na ústa 81
ryby 136
rýchly 43
ryža 138

S

šalát 131
šálka 100
šampón 139
sandále 122
sanitka 154
sanitku 88

šatka na krk   122
šaty   121
schodisko   92
schody   92
sedieť   180
servítka   100
sexuality   115
sitko   100
skákať   177
skola   14
skúsenosti   18
slabý   51
slivka   137
slnečné okuliare   116
smotana   127
sneh   26
soľ   138
spálňa   96
spánok   110
šperky   121
spodná bielizeň   122
spoločenské   16
spoluprácu   18
spravodajstvo   17
sprchovanie   101
srdce   68
starý   41
šťastia   24
stav   24
stolicu   71
štrikovaný pulóver   121
svetové strany   53
sviatky   35
svieži   25
syr   127

T

tabletku   63
ťahavé   65
tanier   100
ťava   139
telefonovanie   145
telesná funkcia   110
televízia   17
televíziu   94
teplo   33
teplomer   63
teplota   33
tichý   43
tlak   69
toaletné kreslo   80
toaletný papier   102
topánky   93, 122
tučný   46
turíce   35

turistika   17
tvaroh   127
týždeň   10

U

ucho   82, 117
uhorka   137
umyla   20
umyť   181
unavená   19
unavený   64
upozornenie   150
upratovačka   105
ústa   118
uterák   101
uzdravenie   24

V

vajce   127
variť/piecť   16
vdova   12
večer   10
večera   126
vedieť   180, 181
vek   11
veľká noc   35
veľký   42
veselý   46
vetranie   102
vianoce   36
vidieť   180
vidlička   99
viera   27
vietor   25
vlak   14
vlastnosti   41
vlasy   118
vľavo   52
vnučatá   121
vnútri   64
voda   101
vodičský preukaz   15
vody   20, 67
voláte   10
vpravo   52
vpred   52
vpredu   52
všeobecný lekár   37
všetkých svätých   39
vstať   76
vstávanie   110
vychádzková palica   80
východ slnka   25

vyčistiť   114
vykurovanie   103
výplach   102
výslovnosť   165
výťah   92
vyznanie   27
vzad   52
vzadu   52
vzdelanie   14
vzduch   25
vziať   180

Z

zábava   16
zábradlia   92
zabudnúť   181
začínať   179
záľuby   15
zápach   102
zápcha   70
zaspať   76
zaspávaním   77
zásuvke   96
zaujímavý   47
zblednúť   167
zdravia   24
zdravotný   24
zelenina   130
ženatý   11
zima   25, 33
zips   123
zlomyseľný   46
zostať   177
zubná kefka   139
zubná pasta   139
zuby   119
zvonka   64
zvyšok peňazí   134

Printed by Printforce, the Netherlands